临床产科医疗与护理

赵云霞等　主编

天津出版传媒集团

天津科学技术出版社

图书在版编目（CIP）数据

临床产科医疗与护理／赵云霞等主编. -- 天津：
天津科学技术出版社，2018.4

ISBN 978-7-5576-5081-0

Ⅰ. ①临… Ⅱ. ①赵… Ⅲ. ①产科病-诊疗②产科学
-护理学 Ⅳ. ①R714②R473.71

中国版本图书馆 CIP 数据核字（2018）第 085476 号

临床产科医疗与护理

LINCHUANG CHANKE YILIAO YU HULI

责任编辑：干朝闻

出　　　版：天津出版传媒集团
　　　　　　天津科学技术出版社

地　　　址：天津市西康路 35 号

邮　　　编：300051

电　　　话：（022）23332400

网　　　址：www.tjkjcbs.com.cn

发　　行：新华书店经销

印　　刷：朗翔印刷(天津)有限公司

开本 710×1000　1/16　印张 13　字数 240 000

2020 年 2 月第 1 版第 1 次印刷

定价：65.00 元

目　录

第一章　妇产科病史的采集与体格检查

女性一生自出生后经历新生儿期、儿童期、青春期、性成熟期、绝经过渡期和绝经后期6个阶段,每一阶段女性生殖生理、生殖内分泌功能和心理-社会发生的变化均有可能导致异常,同时也会因外界环境影响而出现妊娠、分娩和产褥异常、女性生殖器官肿瘤、感染性病变、生殖内分泌疾病等。每一次接诊患者,均包括病史采集、体格检查、分析综合、确定护理诊断、制订护理计划、护理方案实施和随访等环节。采集健康史与检查是护理评估过程,是为护理对象提供护理的主要依据,也是妇产科护理临床实践的基本技能。

【护理评估】

护理评估是护理程序的第一步,是指收集服务对象生理、心理、社会方面的健康资料并进行分析、整理的过程。通过细致全面的护理评估可发现和确认服务对象的护理问题或护理需要。

(一)生理评估

1.病史采集

(1)病史采集方法　由于女性生殖系统疾病常常涉及患者的隐私和与性生活有关的内容,收集资料时会使患者感到害羞和不适,甚至不愿说出实情,所以采集病史时护士要做到态度和蔼、语言亲切,关心体贴和尊重患者,耐心细致地询问和进行体格检查,给患者以安全感、责任感,并给予保守秘密的承诺,在可能的情况下要避免第三者在场。询问病史应有目的性,勿遗漏关键性的病史内容,以免造成误诊或漏诊,同时应避免暗示和主观臆测。护士要学会用通俗的语言和患者交谈,尽量少用医学术语。对病情严重的患者在初步了解病情后,应立即抢救。外院转诊者,应索阅病情介绍作为重要参考资料。对于不能自己口述的危重患者,可询问最了解其病情的家属。要考虑患者的隐私权,遇有不愿说出真情者,切不可反复追问,可先行检查。

(2)病史内容　包括一般项目、主诉、现病史、月经史、婚育史、既往史、个人史和家族史等方面。

①一般项目:包括患者姓名、年龄、民族、籍贯、职业、婚姻、家庭住址、教育程度、宗教信仰、入院日期、入院方式、病史记录日期、病史陈述者等。若病史陈述者

非患者本人,应注明陈述者与患者关系。患者对健康的反应往往受年龄、信仰、教育程度、职业等因素影响,故记录时应认真、如实、逐项填写一般项目相关内容。

②主诉:了解患者入院的主要问题、主要症状、出现的时间和患者的应对方式。产科常见的就诊问题有停经、停经后阴道流血和(或)下腹疼痛不适、见红、产后发热伴下腹痛等。妇科常见的症状有外阴瘙痒、阴道流血、白带异常、闭经、下腹痛、下腹部包块及不孕等;也有本人无任何自觉不适,妇科普查发现妇科问题的患者。主诉通常不超过20字,一般采用症状学名称,避免使用病名,如"停经×日,阴道流血×日",或者"普查发现子宫肌瘤×日"。

③现病史:为病史的主体部分,记述患者患病后的全过程。询问时应以主诉症状为核心,再按时间顺序进行询问。现病史一般包括以下6个方面。起病情况与患病时间:询问起病时间、病因、诱因、最初症状及其严重程度。如先后出现几个症状则需追溯到首发症状,按时间顺序询问整个病史后分别记录;主要症状及其发展变化情况:询问发病的性质、部位、程度、持续时间、导致症状变化的可能原因;伴随症状:在主要症状基础上又同时出现的一系列其他症状称伴随症状。伴随症状通常是鉴别的依据,因此应详细询问伴随症状及其与主要症状之间的关系;诊疗过程及其效果:患者于本次就诊前如已经接受其他医疗单位诊治,应询问何时、在何医院接受过哪些检查和治疗,结果如何;一般情况变化:一般情况如食欲、睡眠、体重、精神、情绪及大小便等;其他:与本次发病有关的既往发病情况、诊疗过程及曾采取的护理措施和效果。

④月经史:询问初潮年龄、月经周期、经期持续时间及绝经年龄。了解经量多少(询问每日更换卫生巾次数)、经前期有无不适(如乳房胀痛、水肿、精神抑郁或易激动等)、有无痛经和疼痛部位、性质、程度以及痛经的起始和消失时间。记录格式为:初潮年龄绝经年龄。如12岁初潮,月经周期29~31日,持续4~5日,可简写为12。常规询问末次月经时间(LMP)及其经量和持续时间。月经异常者应进一步了解再前次月经日期(PMP)。绝经后患者应询问绝经年龄、绝经后有无不适、有无白带增多和阴道出血等。

⑤婚育史:包括结婚年龄、婚次、男方健康情况、是否近亲结婚(直系血亲及3代旁系血亲)、同居情况、双方性功能、性病史。生育情况包括足月产、早产、流产次数以及现存子女数(可简写为足—早—流—存或孕 x 产 x、$G_x P_x$)。询问分娩方式,有无难产史,新生儿出生情况,有无产后大出血或产褥感染史,自然流产或人工流产情况,末次分娩或流产的时间、采用何种计划生育措施及其效果等。

⑥既往史:指患者既往的健康和疾病情况。内容包括以往一般健康状况、疾病

史、预防接种史、手术外伤史、输血史、药物及食物过敏史(说明对何种药物、食物过敏)。若患过某种疾病,应记录疾病名称、患病时间及诊疗转归。

⑦个人史:询问患者的生活和居住情况、出生地和曾居住地区、个人特殊嗜好、自理程度、生活方式、睡眠、饮食、营养和卫生习惯等。了解与他人、家人的关系,对待职业、工作、退休的满意度,有无烟酒嗜好。

⑧家族史:了解患者的家庭成员包括父母、兄弟、姊妹及子女的健康状况,询问家庭成员有无遗传性疾病(如血友病、白化病等)、可能与遗传有关的疾病(如糖尿病、高血压等)以及传染病(如结核等),应特别注意是否有与患者同样的疾病。

2. 体格检查

(1)全身体格检查　常规测量体温、呼吸、血压、脉搏、身高和体重;观察患者精神状态、面容、步态、体态、全身发育及毛发分布情况;检查皮肤、淋巴结(特别是左锁骨上淋巴结和腹股沟淋巴结)、头部器官、颈(注意甲状腺是否肿大)、乳房(注意其发育及有无包块或分泌物)、心、肺、脊柱及四肢等。

(2)腹部检查　是妇科体格检查的重要组成部分,应在盆腔检查前进行。视诊腹部形状(平坦、隆起或呈蛙状腹),观察腹壁有无瘢痕、水肿、静脉曲张、妊娠纹、腹直肌分离、腹壁疝等。触诊腹壁厚度,肝、肾、脾有无增大及压痛,腹部有无压痛、反跳痛及肌紧张,能否触到肿块及肿块部位、大小(以厘米为单位表示或相当于妊娠月份表示,如肿块相当于妊娠3个月大)、形状、质地、活动度、表面是否光滑及有无压痛等。叩诊时注意鼓音和浊音分布区域,有无移动性浊音存在。必要时听诊了解肠鸣音情况。

(3)骨盆测量　骨盆大小及其形状对分娩有直接影响,是决定胎儿能否顺利经阴道分娩的重要因素。产前检查时必须做骨盆测量。骨盆测量分内测量和外测量两种(见第四章)。

(4)肛门指诊　检查可以了解胎先露部、骶骨前面弯曲度、坐骨棘间径、坐骨切迹宽度以及慨尾关节活动度,并测量后矢状径(见第四章)。

(5)盆腔检查　又称妇科检查,为妇科特有检查。检查前需准备无菌手套、阴道窥器、肥皂水或生理盐水等。

①基本要求:护士应关心体贴患者,做到态度严肃,言语亲切,检查前向患者做好解释工作,告知盆腔检查可能引起不适,但不必紧张,检查时认真仔细,动作轻柔;除尿失禁患者外,检查前均应排空膀胱,必要时先导尿。大便充盈者应在排便或灌肠后检查;每检查一人,应更换置于臀部下面的垫单或纸单、无菌手套和检查器械,以避免交叉感染;除尿瘘患者有时需取膝胸位外,一般妇科检查均取膀胱截

石位,患者臀部置于检查床边缘,头部略抬高,两手平放于身旁,使腹肌松弛。检查者一般面向患者,立在患者两腿间。不宜搬动的危重患者,可在病床上检查;经期避免行盆腔检查,如为异常出血则必须检查。检查前应先消毒外阴,以防发生感染;未婚妇女一般仅限于直肠一腹部诊,禁做双合诊、三合诊和阴道窥器检查。确有检查必要时,应先征得患者及其家属同意后方可作双合诊、三合诊或阴道窥器检查;凡腹壁肥厚、高度紧张不合作或未婚妇女,怀疑其有盆腔内病变、妇科检查不满意时,可行 B 型超声检查,必要时可在麻醉下进行盆腔检查,以做出正确判断;男护士对患者进行妇科检查时,应有一名女性医务人员在场,以减轻患者紧张心理,避免不必要的误会发生。

②检查方法及步骤

外阴部检查:观察外阴发育、阴毛多少和分布情况,有无畸形、水肿、充血、损伤创面、溃疡、赘生物、肿块,观察皮肤、黏膜的色泽和质地,有无色素减退及增厚或萎缩。分开小阴唇,暴露阴道前庭及尿道口、阴道口,观察尿道口周围黏膜色泽及有无赘生物,处女膜是否完整。无性生活的处女膜一般完整未破,其阴道口勉强可容示指;有性生活的阴道口可容两指通过;经产妇的处女膜因受分娩的影响仅余残痕。必要时可让患者用力向下屏气,观察有无阴道前壁和后壁膨出、子宫脱垂或压力性尿失禁等。

阴道窥器检查:根据患者阴道大小和阴道壁松弛情况,选择适当大小的阴道窥器,临床常用鸭嘴形阴道窥器,可以固定,便于阴道内治疗操作。无性生活者未经本人及家属同意,禁用阴道窥器检查。正确放置阴道窥器的方法:先将窥器前后两叶前端合拢,表面涂润滑剂(生理盐水或肥皂液,若拟行宫颈细胞学检查或取阴道分泌物行涂片检查时,不应用润滑剂,以免影响涂片质量)以利于插入,避免损伤;检查者用左手拇指和食指将两侧小阴唇分开,右手持窥器避开敏感的尿道周围,沿阴道后壁成45°斜行缓慢插入阴道内(图2-1),边推进边将窥器两叶转正并逐渐张开两叶,暴露宫颈、阴道壁和穹隆部,然后旋转窥器,充分暴露阴道各壁(图2-2)。冬天气温较低时,可将窥器前端置于40~45℃润滑剂中预先加温,防止因窥器的温度影响对患者的检查效果。取出窥器时先将两叶合拢后再退出,以免阴道壁黏膜和小阴唇被夹入两叶间而引起疼痛不适。

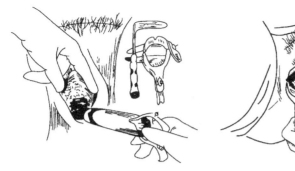
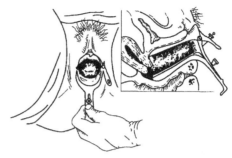

图2-1　分开小阴唇,准备放入阴道窥器　　　　图2-2　阴道窥器检查

阴道窥器放置好后,应进行阴道与宫颈的视诊。视诊阴道时应旋转阴道窥器,仔细检查阴道四壁及穹窿部位,避免由于窥器两叶的遮盖造成误诊,注意观察阴道前后壁、侧壁及穹窿部位黏膜的颜色、皱襞,有无溃疡、赘生物、囊肿、阴道隔及双阴道等;注意观察阴道分泌物的量、性质、色泽及有无异味;阴道分泌物异常者应进行涂片或培养找滴虫、假丝酵母菌、淋菌等。宫颈视诊时应注意观察宫颈大小、颜色、外口形状,有无出血、糜烂、柱状上皮异位、撕裂、外翻、腺囊肿、息肉、赘生物、畸形等,宫颈管内有无出血或分泌物;同时可采集宫颈外口鳞-柱交接部或宫颈分泌物标本行宫颈细胞学检查。

双合诊:检查者一手食指和中指伸入阴道内,另一手放在腹部配合检查,称为双合诊,该检查目的为检查阴道、宫颈、宫体、附件、宫旁结缔组织、韧带及盆腔内壁有无异常。双合诊时,检查者戴无菌手套,右手(或左手)示、中指蘸润滑剂,顺阴道后壁轻轻插入,检查阴道深度、通畅度、弹性,有无畸形、瘢痕、结节、肿块以及阴道穹窿情况。再扪触宫颈大小、形状、硬度及外口情况,有无宫颈举痛及接触性出血。扪清宫颈情况后,检查者可将阴道内手指置于宫颈后方,另一只手手掌心朝下、手指平放在患者腹部平脐处,当阴道内手指向上向前方抬举宫颈时,腹部的手向下向后按压腹壁,并由脐部逐渐向耻骨联合部位移动,通过内外手指的相互协调配合,扪清子宫的位置、形状、大小、活动度、软硬度及有无压痛(图2-3)。扪清子宫后,检查者将阴道内手指置于两侧穹窿部并尽可能往上向盆腔深部扪触,腹部的手从同侧下腹部髂嵴水平开始由上往下按压腹壁,与阴道内手指相互配合,以触摸该侧附件区有无肿块、增厚或压痛(图2-4)。正常卵巢偶可扪及,输卵管不能扪及。

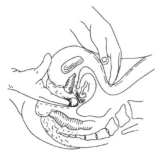 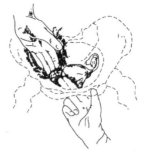 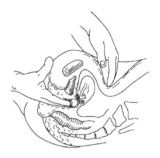

图 2-3　双合诊(检查子宫)　　图 2-4　双合诊(检查子宫附件)　　图 2-5　三合诊

三合诊:经直肠、阴道、腹部联合检查,称为三合诊。检查者将一手示指放入阴道,中指插入直肠以替代双合诊时的阴道内两指,其余检查步骤与双合诊相同(图2-5),是对双合诊检查不足的重要弥补。通过三合诊能扪清后倾或后屈子宫大小,清楚了解盆腔后部的情况,可发现子宫后壁、宫颈旁、直肠子宫陷凹、宫骶韧带和盆腔后部有无病变,估计病变范围,特别是癌肿的浸润范围以及阴道直肠隔、骶骨前方或直肠内有无病变等。三合诊在生殖器官肿瘤、结核、子宫内膜异位症、炎症的检查时尤为重要。

直肠—腹部诊:检查者一手示指伸入直肠,另一手置于腹部配合检查的方法称为直肠腹部诊。适用于无性生活史、阴道闭锁、经期或有其他原因不宜行双合诊检查的患者。

行双合诊、三合诊或直肠—腹部诊时,除应按常规操作外,掌握下述各点有利于检查的顺利进行:①当两手指放入阴道后,患者感到疼痛不适时,可单用示指替代双指进行检查;②三合诊时,在将中指伸入肛门时,嘱患者像解大便一样同时用力向下屏气,使肛门括约肌自动放松,可减轻患者疼痛和不适感;③若患者腹肌紧张,可边检查边与患者交谈,使其张口呼吸而使腹肌放松;④当检查者无法查明盆腔内解剖关系时,继续强行扪诊,不但病人难以耐受,且往往徒劳无益,此时应停止检查。待下次检查时,多能获得满意结果。

③记录:产科记录通常以表格形式完成,妇科记录需要通过盆腔检查,将检查结果按生殖器解剖部位顺序进行记录,详见如下。外阴:发育情况及婚产状况(未婚、已婚未产、经产),若有异常发现时,应仔细描述;阴道:是否通畅,黏膜情况,分泌物量、色泽、性状及有无异味;宫颈:大小、硬度,有无柱状上皮异位、撕裂、息肉、腺囊肿、宫颈痛、接触性出血等;宫体:位置、大小、硬度、活动度、形态及有无压痛等;附件:有无肿块、压痛或增厚,若扪及肿块,应记录其位置、大小、硬度、表面光滑与否、活动度、有无压痛以及与子宫和盆腔的关系,左右两侧要分别记录。

（二）心理社会评估

1.患者对健康问题及医院环境的感知　了解患者对健康问题的感受,对自己所患疾病的认识和态度,对住院、治疗和护理的期望和感受,对患者角色的接受程度。

2.患者对疾病的反应　可借用量化评估量表评估患者患病前及患病后的应激方法,面对压力时的解决方式,以及处理问题过程中遭遇到的困难。尽可能明确导致患者疾病的社会心理原因,并采取心理护理措施,帮助患者预防、减轻或消除心理因素对健康的影响。

3.患者的精神心理状态评估　患者的意识水平、注意力、情绪、沟通交流能力等有无改变,患者有无焦虑、恐惧、否认、绝望、自责、沮丧、愤怒、悲哀等情绪的变化。

【常见的护理诊断/问题】

护理诊断是对患者生命历程中所遇到的生理、心理、精神、社会和文化等方面问题的阐述,这些问题可以通过护理措施解决。当妇产科护士通过评估全面收集护理对象的健康资料后,应对资料加以整理、分析,从而确认健康问题、形成护理诊断。护理诊断可分为现存的、潜在的、健康的和综合的几种类型,既可以按照戈登（Gordon）的11个功能性健康形态分类,也可以按照马斯洛（Maslow）的基本需要层次分类,我国目前使用的是北美护理诊断协会（NANDA）认可的护理诊断。

确认相应的护理诊断或护理问题后,护士应按照其重要性和紧迫性排列先后顺序,然后根据其轻重缓急采取相应措施。本教材中每个疾病通常只陈列出最主要、首优考虑的护理诊断3~5个。

【护理目标】

护理目标也称预期目标或预期结果,是指通过护理干预,护士期望患者达到的健康状态或在行为上的改变,也是护理效果评价的标准。选择的预期目标是妇产科护士和患者双方合作的结果,使患者提高自我护理的能力和适应环境的能力。根据目标所需时间的长短可将其分为短期目标和长期目标两种。

1.短期目标　指在较短的时间内（1周或1天甚至更短的时间）能够达到的目标,常常用于住院时间较短、病情变化快者。

2.长期目标　指需要相对较长时间（数周、数月）才能达到的目标,常常用于妇科出院患者、慢性炎症患者和术后康复患者。

考虑到每个疾病护理目标的简洁性及空间所限,后续各疾病的护理目标做省略处理。

【护理措施】

护理措施是指有助于实现预期目标的护理活动及其具体实施方法。护士应针对护理诊断提出的原因,结合护理对象的具体情况,运用护理知识和经验制定护理措施。通常护理措施分为三类,即:依赖性护理措施、协作性护理措施和独立性护理措施。本教材中,为了体现临床护理工作实际,增加所学知识的前后逻辑性、护理诊断与措施的紧密联系性及护理措施的可操作性,并更有助于学生学习,将以上三大类护理措施,根据章节具体内容进行重新整合、归类如下。各疾病的护理措施具体包括:一般护理、心理护理、缓解症状的护理、健康教育/出院指导、预防性措施等。

护理措施的制定必须具有科学性、可操作性,有助于实现护理目标,具有针对性和个体差异性,并保证患者的安全和健康服务活动的协调性。制定护理措施时应鼓励服务对象共同参与,这样可使服务对象更乐于接受与配合,保证护理措施的最佳效果。

【护理评价】

护理评价是护理程序的最后一个步骤,是对整个护理效果的鉴定,是按预期目标所规定的时间,将护理后护理对象的健康状况与护理的预期目标进行比较并做出评定和修改。通过及时准确的评价可以了解护理对象对健康问题的反应、验证护理效果、调控护理质量、积累护理经验。实施护理评价后,应对目标部分实现或未实现的原因进行分析,找出问题所在,重新收集服务对象资料,调整护理诊断和护理计划。

1. 停止对于已解决的护理问题,目标已全部实现,其相应的护理措施可以同时停止。

2. 修订对护理目标部分实现和未实现的情形进行分析,然后对护理诊断、预期目标、护理措施中不恰当的地方进行修改。

3. 排除经过分析和实践,排除已经不存在的护理问题。

4. 增加评价也是一个再评估的过程,根据对所获得的资料判断,可发现新的护理诊断,应将这些诊断及其目标和措施加入护理计划中。

在评价过程中应注意总结经验教训,不断改进和提高护理质量,以争取患者早日康复。

考虑到护理评价部分的简洁性及重复性,在后续各疾病护理中该部分也做省略处理。

本章主要讲述妇产科护理人员通过对患者相关病史的护理评估,确定护理诊断,并进一步确定护理目标、护理措施,最后做出护理评价,并对相应内容进行详细的讲解。通过本章学习,应学会为女性进行护理评估,并能根据不同服务对象的需要确定护理诊断或问题、制定护理目标、护理措施和护理评价,为培养妇产科临床人员奠定基础。

第二章　妊娠期妇女的护理技术

妊娠是胚胎和胎儿在母体内发育成长的过程。卵子受精是妊娠的开始,胎儿及其附属物自母体排出是妊娠的终止。临床上,通常以末次月经第一天作为计算妊娠的开始,妊娠全过程约需40周(280日),可分为3个时期:①早期妊娠;②中期妊娠;③晚期妊娠。妊娠是一个非常复杂、变化极为协调的生理过程。

第一节　妊娠生理

一、受精与着床

(一)受精卵形成

受精指获能的精子与次级卵母细胞相遇于输卵管,结合形成受精卵的过程。受精多位于输卵管壶腹部与峡部连接处,一般发生在排卵后12小时内。

精液射入阴道后,精子离开精液经子宫颈进入子宫腔,到达输卵管壶腹部。精子在子宫腔与输卵管游动过程中,顶体表面糖蛋白被生殖道 α、β 淀粉酶降解,同时顶体膜稳定性降低,此过程称为精子获能(capacitation),需7小时左右。卵子(次级卵母细胞)从卵巢排出后,经"拾卵"作用进入输卵管内,停留在输卵管壶腹部与峡部连接处等待受精,获能的精子与卵子放射冠接触后,精子头部外膜与顶体前膜融合、破裂,释放顶体酶(含顶体素、玻璃酸酶、酯酶等),溶解卵子外围的放射冠和透明带,称为顶体反应,借助酶的作用,精子穿过放射冠与透明带,进入卵子。一旦精子穿过透明带后,卵子细胞质内的皮质颗粒释放溶酶体酶,引起透明带结构改变,阻止其他精子进入透明带,称为透明带反应,保证了人类的单精子受精。已获能的精子穿过次级卵母细胞透明带为受精过程的开始,精子进入卵子后,卵子迅速完成第二次减数分裂,精原核与卵原核融合,染色体相互混合,形成受精卵(zygote)。受精卵的形成标志着新生命的诞生。整个受精过程约需24小时。

(二)受精卵的发育、输送与着床

受精卵形成后,借助输卵管蠕动和输卵管上皮纤毛摆动,向宫腔方向移动,同时进行卵裂,形成卵裂球。受透明带的限制,卵裂球内的细胞数量增多,但总体积并没增加,以适应在狭窄的输卵管腔内移动。受精后 50 小时为 8 细胞阶段,约在受精后第 3 日,分裂成 16 个细胞的实心细胞团,称桑葚胚(morula)。受精后第 4 日,进入子宫腔,分裂增至 100 个细胞,子宫腔内液体渗入桑葚胚形成液腔,称早期囊胚(early blastocyst)。受精后 5~6 日,透明带消失,囊胚体积迅速增大,于受精后 11~12 日,形成晚期囊胚(late blastocyst)。

晚期囊胚侵入子宫内膜的过程称为受精卵着床(implantation)(图 2-1)。着床包括定位、黏附和穿透三个阶段。①定位:透明带消失,晚期囊胚以其内细胞团端接触子宫内膜;②黏附:晚期囊胚黏附在子宫内膜,囊胚表面滋养细胞分化为两层,外层为合体滋养细胞,内层为细胞滋养细胞;③穿透:滋养细胞穿透侵入子宫内膜、内 1/3 肌层及血管,囊胚完全埋入子宫内膜中且被内膜覆盖。受精卵着床必须具备的条件有:①透明带消失;②囊胚细胞滋养细胞分化出合体滋养细胞;③囊胚和子宫内膜同步发育且功能协调;④孕妇体内有足够数量的孕酮。子宫有一个极短的窗口期允许受精卵着床。

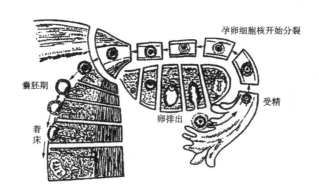

图 2-1　卵子受精与孕卵着床

(三)蜕膜(decidua)

受精卵着床后的子宫内膜称为蜕膜,具有保护和营养胚胎的作用。根据其与囊胚的关系,分为三个部分(图 2-2):①底蜕膜(basal decidua):指与囊胚极滋养层接触的子宫肌层之间的蜕膜,以后发育成胎盘的母体部分。②包蜕膜(capsular decidua):指覆盖在囊胚表面的蜕膜,在妊娠 14~16 周因羊膜腔明显增大,使包蜕膜和真蜕膜逐渐融合。③真蜕膜(true decidua):又称壁蜕膜,指除底蜕膜和包蜕膜以外覆盖子宫腔表面的蜕膜。

二、胎儿附属物的形成及其功能

胎儿附属物指胎儿以外的组织,包括胎盘、胎膜、脐带和羊水,它们对维持胎儿宫内的生命及生长发育起着重要的作用。

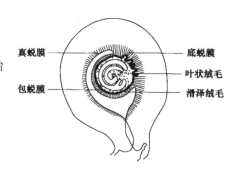

（一）胎盘（placenta）

胎盘介于胎儿与母体之间,是维持妊娠,保证胎儿生长发育的重要器官。

图 2-2 早期妊娠子宫蜕膜与绒毛的关系

1. 胎盘的形态　足月胎盘为圆形或椭圆形,中间厚、边缘薄,直径 16~20cm,厚约 1~3cm,重 450~650g。

2. 胎盘的构成　胎盘由羊膜、叶状绒毛膜和底蜕膜构成,分胎儿面和母体面（图 2-3）。胎儿面被覆羊膜,呈灰白色,光滑半透明,脐带动静脉从附着处分支向四周呈放射状分布直达胎盘边缘,其分支穿过绒毛膜板,进入绒毛干及其分支。母体面呈暗红色,蜕膜间隔形成若干浅沟分隔成母体叶。

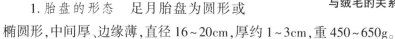

图 2-3 胎盘模式图

（1）羊膜（amnion）:构成胎盘的胎儿部分,是胎盘的最内层,随着妊娠的进展被覆于胎盘胎儿面及整个胎膜的内面,与平滑绒毛膜紧贴。羊膜为半透明薄膜,光滑、无血管、神经及淋巴管,有弹性,厚度约 0.02~0.05mm,电镜见上皮细胞表面有微绒毛,使羊水与羊膜间进行交换。

（2）叶状绒毛膜（chorion frondosum）:构成胎盘的胎儿部分,为足月胎盘的主体部分。绒毛膜由滋养层细胞与滋养层内面的胚外中胚层共同组成,胚胎发育 3~21天,为绒毛发育分化最旺盛的时期,绒毛的形成要经历三个阶段,即:一级绒毛、二级绒毛和三级绒毛。随着绒毛不断分支并于其中长出血管,约在受精后3周开始建立胎儿循环。

(3)底蜕膜:构成胎盘的母体部分。底蜕膜表面覆盖的蜕膜板向绒毛膜方向伸出蜕膜间隔,可将胎盘母体面分成肉眼可见的20~30个胎盘小叶。由于滋养细胞的侵蚀作用,底蜕膜的子宫螺旋动脉和子宫静脉破裂,开口于绒毛间隙,动脉通过压力作用将母血喷入绒毛间隙,再扩散至四周,因而绒毛间隙充满了母血,可以相互流通。绒毛内部有脐动脉和脐静脉分支形成的毛细血管,胎儿血自脐动脉进入绒毛毛细血管网,与绒毛间隙母血进行物质交换后再经脐静脉回到胎儿体内。可见,胎盘有母体和胎儿两套各自封闭的血液循环管道,互不混淆。虽然母血与胎儿血均以每分钟500ml左右速度流经胎盘,进行物质交换,但在此过程中,二者并不直接相通,交换靠渗透、扩散和细胞选择力进行。

3. 胎盘的功能　胎盘物质交换及转运的方式有:①简单扩散,最简单、最重要的交换方式;②易化扩散;③主动转运;④其他转运方式,有些大分子物质的人胞和出胞作用;红细胞通过胎盘屏障的裂隙转运;白细胞借自身力量通过胎盘;病原体破坏后可通过胎盘。胎盘的主要功能有以下几种。

(1)气体交换:可以替代胎儿呼吸系统的功能。在母体和胎儿之间,O_2 与 CO_2 以简单扩散的方式进行交换。子宫动脉血 PO_2 为 95~100mmHg,绒毛间隙血 PO_2 为 40~50mmHg,脐动脉血 PO_2 为 20mmHg,经交换后,脐静脉血 PO_2 为 30mmHg,虽然胎儿血 PO_2 升高不明显,但鉴于胎儿血对氧有较强亲和力,故仍能获得充足的氧气。子宫动脉血 PCO_2 为 32mmHg,绒毛间隙血 PCO_2 为 38~42mmHg,脐动脉血 PCO_2 为 48mmHg,两者分压差不多,但由于胎盘屏障对 CO_2 的扩散度是氧的 20 倍,故胎儿向母血排出 CO_2 较摄取氧容易得多。

(2)营养物质供应:可以替代胎儿消化系统功能。各种营养物质以不同的方式通过胎盘。葡萄糖是胎儿代谢的主要能源,以易化扩散方式通过胎盘,胎儿体内的葡萄糖均来自母体;游离脂肪酸、钠、钾、镁,脂溶性维生素 A、D、E、K 等以简单扩散方式通过胎盘;氨基酸、钙、铁、碘、磷,维生素 B 族和 C 等水溶性维生素以主动转运方式通过胎盘。胎盘中含有多种酶(如氧化酶、还原酶、水解酶等),可将脂肪等复杂物质分解为简单物质,也可将葡萄糖、氨基酸等简单物质合成后供给胎儿。

(3)排出胎儿代谢产物:可以替代胎儿泌尿系统功能。胎儿的代谢产物如尿素、尿酸、肌酐、肌酸等,可经胎盘进入母血,由母体排出体外。

(4)防御功能:胎盘能阻止母血中某些有害物质进入胎儿血中,母血中的免疫球蛋白(特别是 IgG 和 IgA)通过人胞作用进入胎儿,使胎儿出生后短时间内获得被动免疫力。但胎盘的屏障功能并不完善,许多病毒如风疹病毒、流感病毒、巨细胞病毒等可直接透过胎盘到达胎儿;细菌、弓形虫、支原体、衣原体、梅毒螺旋体等虽不能直接通过胎盘,但可在胎盘形成病灶,破坏胎盘屏障后感染胎儿;分子量小、对胎儿有害的药物可通过胎盘影响胎儿;上述不利因素均可导致胎儿畸形、流产、早产甚至死胎。母血内的抗 A、抗 B、抗 Rh 抗体也可进入胎儿血,引起胎儿或新生儿溶血。

(5)合成功能:胎盘主要合成激素、酶、神经递质和细胞因子,对维持正常妊娠有重要作用。

1)人绒毛膜促性腺激素(human chorionic gonadotropin,hCG):受精后 10 日左右即可用放射免疫法自母体血清中测出,为诊断早孕的敏感方法之一。妊娠第8~10 周时分泌达高峰,持续 10 日左右迅速下降,至妊娠 18~20 周时降至高峰浓度的 10% 直至分娩,正常情况下产后 2 周消失。hCG 的主要生理作用:延长黄体寿命;促进雄激素转化为雌激素,增加孕激素分泌;抑制淋巴细胞免疫活性,保护滋养层不受母体的免疫攻击;刺激男性胎儿睾丸分泌睾酮及男性性分化;与母体甲状腺促甲状腺激素受体结合,刺激甲状腺活性。

2)人胎盘生乳素(human placental lactogen,HPL):妊娠第 5~6 周用放射免疫法可在母血中测出,妊娠 34~36 周达高峰,维持至分娩。产后迅速下降,约 7 小时后即不能测出。HPL 的主要功能:促进乳腺腺泡发育,刺激乳腺上皮细胞合成蛋白质,为产后泌乳做准备;促进胰岛素生成,提高母血胰岛素水平;促进蛋白质合成和糖原合成,刺激脂肪分解,促进胎儿生长;促进黄体形成;抑制母体对胎儿排斥作用。

3)雌激素和孕激素:妊娠早期由卵巢妊娠黄体产生,妊娠 10 周后,由胎盘合成。妊娠期雌、孕激素的协同作用,对妊娠期母体乳腺、子宫等的生理变化起重要作用。

4)妊娠特异性蛋白:由合体滋养细胞产生。正常妊娠后的母血,羊水,脐血中均能测出,临床上测定妊娠相关血浆蛋白 C 值可预测早孕,并帮助了解胎儿情况。

5)其他:胎盘还能合成缩宫素酶,耐热性碱性磷酸酶,细胞因子和生长因子等物质,对妊娠的维持有一定作用。

(6)免疫功能:胎儿是同种半异体移植物。正常妊娠母体能容受、不排斥胎儿,其具体机制目前尚不清楚,可能与早期胚胎组织无抗原性、母胎界面的免疫耐受以及妊娠期母体免疫力低下有关。

(二)胎膜(fetal membranes)

胎膜由绒毛膜和羊膜组成。胎膜外层为绒毛膜,在发育过程中因缺乏营养供应而逐渐退化成平滑绒毛膜(chorion laeve)。胎膜内层为半透明的羊膜。妊娠晚期羊膜与平滑绒毛膜紧贴,但能完全分开。胎膜的功能:构成羊膜腔,保持羊水不外流,并保护胎儿;参与羊水交换,协助保持羊水平衡;合成甲状腺素相关蛋白,调节血管张力;参与前列腺素合成,在分娩发动上有一定作用。

(三)脐带(umbilical cord)

脐带由胚胎发育过程中的体蒂发展而来。胚胎及胎儿借助脐带悬浮于羊水中。脐带一端连接胎儿腹壁脐轮,另一端附着在胎盘的胎儿面。足月胎儿的脐带长约30~70cm,直径0.8~2.0cm,内有1条脐静脉和2条脐动脉,血管周围有胚胎结缔组织,称为华通胶(Wharton jelly),对脐血管起保护作用。脐带较长,常呈弯曲状,表面由羊膜覆盖。胎儿通过脐带血液循环与母体进行营养和代谢物的交换。脐带受压使血流受阻时,可致胎儿缺氧,甚至危及胎儿生命。

(四)羊水(amniotic fluid)

1.羊水的来源与吸收　羊水为充满在羊膜腔内的液体。胎儿在羊水中生长发育,妊娠不同时期的羊水来源、容量及组成均有明显改变。妊娠早期,羊水的主要来源为母体血清经胎膜生成的透析液;妊娠中期以后,主要由胎儿尿液组成。妊娠晚期胎儿的肺也参与羊水的生成,每日600~800ml液体从肺泡分泌至羊膜腔;羊膜、脐带华通胶及胎儿皮肤渗出液体,但量少。羊水吸收的主要途径有:胎膜吸收50%,胎儿吞咽每日可吸收500~700ml,脐带每小时吸收40~50ml。此外,胎肺、胎儿皮肤、羊膜等也参与羊水生成或吸收。

2.母体、胎儿、羊水三者间的液体平衡　羊水在羊膜腔内不断进行液体交换,以保持羊水量相对稳定,始终处于动态平衡状态。母儿间的液体交换主要通过胎盘,每小时约3600ml;母体与羊水交换,主要通过胎膜,每小时约400ml;羊水与胎儿的交换量较少,主要通过胎儿的消化道、呼吸道、泌尿道以及角化前皮肤进行交换;大约每3小时羊膜腔内的羊水全部更换一次。

3.羊水量、性状及成分

(1)羊水性状及成分:早期妊娠时羊水为无色透明液体,足月妊娠时羊水略混浊,不透明;呈中性或弱碱性,pH约为7.20;比重为1.007~1.025;除98%~99%水分外,羊水中还含有1%~2%无机盐及有机物,胎脂、胎儿脱落上皮细胞、毳毛、毛发、少量白细胞、白蛋白、尿酸盐及大量激素和酶。

(2)羊水量:随妊娠周数增加而增加,个体差异很大。妊娠8周时5~10ml,至38周达高峰,约为1000ml,而后减少,孕40周时约为800ml,过期妊娠羊水量可减至 300ml 以下。

4.羊水功能

(1)保护胎儿:保持羊膜腔内恒温;适量的羊水可使胎儿自由活动,防止胎体粘连引起的畸形;有利于维持胎儿体液平衡;平衡子宫内外压力,防止胎儿受直接损伤;临产后,羊水可使宫缩压力均匀分布,避免胎儿直接受压引起胎儿窘迫;胎儿吞咽或吸入羊水可促进胎儿消化道和肺的发育,孕期羊水过少可引起胎儿肺发育不良。

(2)保护母体:羊水可减轻胎动给母体带来的不适感;临产后帮助扩张子宫颈口及阴道;破膜后羊水对产道起润滑和冲洗作用,有利于分娩和减少感染。

三、胚胎、胎儿发育及生理特点

(一)胚胎及胎儿的发育特点

妊娠 10 周(受精后 8 周)的胚体称为胚胎(embryo),胚胎期是主要器官分化发育的时期;自妊娠第 11 周(受精第 9 周)起至出生称为胎儿(fetus),为各组织器官进一步发育成熟的时期。以妊娠 4 周为一孕龄单位来描述胎儿发育的特征大致为:

4 周末:可辨认出体蒂与胚盘。

8 周末:胚胎初具人形,头的大小约占整个胎体的一半。可以分辨出眼、耳、口、鼻、四肢,超声显像可见早期心脏已形成且有搏动。

12 周末:胎儿身长约 9cm,体重约 20g。胎儿外生殖器已发育,部分可分辨性别,胎儿四肢可活动。

16 周末:胎儿身长约 16cm,体重约 110g。从外生殖器可确定性别。皮肤薄,深红色,头皮已长出毛发,体毛开始出现。胎儿开始有呼吸运动。部分孕妇自觉胎动。

20 周末:胎儿身长约 25cm,体重约 320g。皮肤暗红,有毳毛与胎脂。胎儿出现排尿及吞咽功能,经孕妇腹壁可听到胎心音。自该孕周起胎儿体重呈线性增长,胎儿运动明显增加,10%~30%时间胎动活跃。自 20 周至满 28 周前娩出的胎儿,称为有生机儿。

24 周末:胎儿身长约 30cm,体重约 630g。各脏器均已发育,皮下脂肪开始沉积,但皮肤仍呈皱缩状,眼部出现睫毛与眉毛。细小支气管和肺泡已经发育,出生后可有呼吸,但生存力极差。

28 周末:胎儿身长约 35cm,体重约 1000g。胎儿有呼吸运动,四肢活动好,皮肤呈粉红色,皮下脂肪不多,皮肤表面有胎脂。瞳孔膜消失,眼睛半张开。出生后可存活,但易患特发性呼吸窘迫综合征。

32 周末:胎儿身长约 40cm,体重约 1700g。面部毳毛已脱落,皮肤深红色,生活力尚可,出生后加强护理可能存活。

36 周末:胎儿身长 45cm,体重 2500g。皮下脂肪发育良好,毳毛明显减少,指(趾)甲已超过指(趾)尖,出生后能啼哭及吸吮,生活力良好,此期出生者基本可以存活。

40 周末:胎儿已成熟,身长约 50cm,体重约 3400g。体形外观丰满,皮肤粉红色,皮下脂肪多,足底皮肤有纹理,男性睾丸已下降至阴囊内,女性大小阴唇发育良好。出生后哭声响亮,吸吮力强,能很好地存活。

妊娠前 20 周(即前 5 个妊娠月)的胎儿身长(cm)= 妊娠月数的平方。妊娠后 20 周(即后 5 个妊娠月)的胎儿身长(cm)= 妊娠月数×5。可依据新生儿身长判断胎儿月份。

(二)胎儿的生理特点

1. 循环系统

(1)胎儿循环系统的解剖学特点

1)脐静脉 1 条:带有来自胎儿氧含量较高、营养较丰富的血液自胎盘经脐静脉进入胎体,脐静脉的末支为肝的静脉导管。

2)脐动脉 2 条:带有来自胎儿氧含量较低的混合血,注入胎盘与母血进行物质交换。

3)动脉导管:位于肺动脉与主动脉弓之间,出生后 2~3 个月完全闭锁,成为动脉韧带。

4)卵圆孔:位于左右心房之间,出生后数分钟开始关闭,约在出生后 6 个月完全闭锁。

(2)血液循环特点:来自胎盘的血液经胎儿腹前壁分 3 支进入胎儿体内:一支直接入肝、一支与门静脉汇合入肝,这两支血液最后由肝静脉入下腔静脉。还有一支经静脉导管直接注入下腔静脉。故进入右心房的下腔静脉血是混合血,有来自脐静脉含氧较高的血,也有来自下肢及腹部盆腔脏器含氧较低的血,以前者为主。

卵圆孔开口处位于下腔静脉入口,故下腔静脉人右心房的血液绝大部分通过卵圆孔进入左心房。从上腔静脉入右心房的血液,在正常情况下很少或不通过卵圆孔而是直接流向右心室进入肺动脉。由于肺循环阻力较高,肺动脉血大部分经动脉导管流人主动脉,只有约 1/3 的血液通过肺静脉入左心房。左心房含叙量较高的血液迅速进入左心室,继而人升主动脉,先直接供应心、脑及上肢,小部分左心室的血液进入降主动脉至全身,后经腹下动脉,再经胳动脉进入胎盘,与母血进行交换。可见胎儿体内无纯动脉血,而是动静脉混合血,各部分血液的含氧量不同,进入肝、心、头部及上肢的血液含氧量和营养物质较高以适应需要。注入肺及身体下部的血液含氧和营养较少(图2-4)。

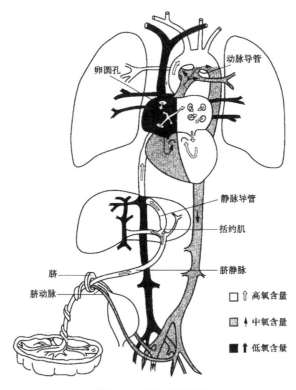

图 2-4 胎儿血液循环

胎儿出生后开始自主呼吸,肺循环建立,胎盘循环停止,循环系统血流动力学发生显著变化。左心房压力升高,右心房压力降低,卵圆孔在胎儿出生后数分钟开始闭合,大多数在生后6～8周完全闭锁。肺循环建立后,肺动脉不再流入动脉导管,动脉导管闭锁为动脉韧带。脐静脉闭锁为静脉韧带,脐动脉闭锁,并与闭锁之腹下动脉相连成为腹下韧带。

2.血液系统

(1)红细胞:妊娠早期红细胞的生成主要来自卵黄囊;妊娠10周,红细胞生成主要在肝,以后脾和骨髓逐渐具有造血功能,妊娠足月时至少90%的红细胞由骨髓产生。红细胞总数无论是早产儿或足月儿均较高,约 $6×10^{12}/L$。在整个胎儿期,红细胞体积较大,红细胞寿命约为成人的 120 日的 2/3,需不断生成红细胞。

(2)血红蛋白:胎儿血红蛋白从结构和功能上可分为三种,即原始血红蛋白、胎儿血红蛋白和成人血红蛋白。在妊娠前半期均为胎儿血红蛋白,至妊娠最后 4~6 周,成人血红蛋白增多,至临产时胎儿血红蛋白仅占 25%。

(3)白细胞:妊娠 8 周,胎儿的血循环中即出现粒细胞,形成防止细菌感染的第一道防线,妊娠足月时可达 $(15~20)×10^9/L$。白细胞出现不久,胸腺及脾脏发育,两者均产生淋巴细胞,成为机体内抗体的主要来源,构成对抗外来抗原的第二道防线。

3. 呼吸系统　胎儿的呼吸功能由母儿血液在胎盘进行气体交换完成,但胎儿在出生前必须完成呼吸道(包括气管直至肺泡)、肺循环及呼吸肌的发育。胎儿胸壁运动最早在妊娠 11 周即可经 B 型超声观察到,妊娠 16 周时可见胎儿的呼吸运动,其强度能使羊水进出呼吸道,使肺泡扩张及生长。正常胎儿呼吸运动是不规则的,频率为 30~70 次/分,但发生胎儿窘迫时,正常呼吸运动可暂时停止或出现大喘息样呼吸。通过检测羊水中卵磷脂及磷脂酰甘油值,可以判定胎肺成熟度。糖皮质激素可刺激肺表面活性物质的产生,促进胎肺成熟。

4. 消化系统　妊娠 11 周时小肠开始有蠕动,妊娠 16 周时胃肠功能已基本建立。胎儿可吞咽羊水,排出尿液以控制羊水量。胎儿肝脏功能不够健全,特别是葡萄糖醛酸转移酶、尿苷二磷酸葡萄糖脱氢酶的缺乏,以致不能结合红细胞破坏后产生的大量游离胆红素。胆红素主要经过胎盘由母体肝脏代谢后排出体外,仅有小部分在胎儿肝内结合后形成胆绿素经肠道排出。胆绿素的降解产物使胎粪呈黑绿色。

5. 泌尿系统　妊娠 11~14 周肾脏有排泄的功能,妊娠 14 周胎儿膀胱内已有尿液。妊娠后半期,胎尿成为羊水的重要来源之一。

6. 内分泌系统　胎儿的甲状腺是胎儿期发育的第一个内分泌腺。甲状腺于妊娠第 6 周开始发育,妊娠 12 周已能合成甲状腺激素。甲状腺素对胎儿各组织器官的正常发育均有作用,尤其是大脑的发育。妊娠 12 周胎儿胰腺开始分泌胰岛素。胎儿肾上腺的发育最为突出。胎儿肾上腺皮质是活跃的内分泌器官,产生大量的留体激素尤其是脱氢表雄酮,与胎儿肝脏、胎盘、母体共同完成雌三醇的合成与排泄。因此,测定孕妇血、尿雌三醇值已成为临床上了解胎儿、胎盘功能最常见的有效方法。

7. 生殖系统　胚胎 6 周后,原始性腺开始分化,男性胎儿形成睾丸;胚胎 12 周左右,女性胎儿原始性腺分化并发育形成卵巢。男性内生殖器于胚胎第 8 周后开始分化发育;女性内生殖器于胚胎第 9 周后开始分化发育。内生殖器官分化的同时,外生殖器也同步发育。

第二节　妊娠期母体的变化

妊娠是一个正常生理过程,为了满足胎儿生长发育的需要,在胎盘产生激素和神经内分泌的影响下,孕妇身体、心理、社会均会发生一系列适应性的变化。

一、妊娠期母体的生理变化

(一)生殖系统

1.子宫　妊娠后子宫变化最明显,宫体逐渐增大变软。

(1)体积与形态:子宫体积非孕时为(7~8)cm×(4~5)cm×(2~3)cm,妊娠足月时可增至 35cm×25cm×22cm;子宫形态由倒置的梨形变为球形或椭圆形。妊娠 12 周后,增大的子宫可在耻骨联合上方触及。妊娠晚期子宫呈长椭圆形且轻度右旋,与乙状结肠和直肠在盆腔左后侧占位有关。

(2)重量与容积:子宫重量从非孕时的 50g 可增至妊娠足月的约 1100g,增大约 20 倍;宫腔容量由非孕时的 5ml 增至妊娠足月约 5000ml,增加约 1000 倍。自妊娠 12~14 周起,子宫出现不规则无痛性收缩,其特点为稀发、不规律和不对称,随妊娠进展而逐渐增加,但宫缩时宫腔内压力通常为 5~25mmHg,持续时间不足 30 秒,不伴宫颈的扩张,这种生理性无痛宫缩称为 Braxton Hicks 收缩。(3)子宫峡部:位于宫体与宫颈之间最狭窄的部位,非孕时长约 1cm,临产后可伸展至 7~10cm,成为产道的一部分,称子宫下段,是产科手术学的重要解剖结构。

(4)子宫颈:妊娠后宫颈血管增多,黏膜充血,组织水肿,外观肥大、呈紫蓝色,变软,宫颈腺体增生,宫颈管组织外翻呈假性糜烂。宫颈黏液增多,形成黏稠的黏液栓,阻止细菌入侵。接近临产时,宫颈管变短并出现轻度扩张。

2.卵巢　妊娠期略增大,停止排卵,妊娠黄体于妊娠 10 周前产生雌激素及孕激素,维持妊娠。黄体功能于妊娠 10 周后由胎盘取代。

3.输卵管　妊娠期输卵管伸长,肌细胞没有肥大故肌层增厚不明显,黏膜上皮细胞变扁平,可出现蜕膜细胞。

4.阴道黏膜　着色、增厚、皱襞增加,伸展性增加,周围结缔组织变软。阴道黏膜上皮增生及脱落细胞增加,分泌物增多呈白色糊状。阴道上皮细胞含糖原增加,乳酸含量增多,使阴道分泌物 pH 降低,不利于一般致病菌生长,但易受白色假丝酵母菌感染。

5. 外阴　局部充血,表皮增厚,大小阴唇色素沉着,结缔组织变软,伸展性增加。妊娠时由于增大子宫的压迫作用,盆腔及下肢静脉血回流障碍,部分孕妇可有外阴或下肢静脉曲张,产后多自行消失。

(二)乳房

妊娠早期,在垂体催乳素、雌、孕激素、胎盘生乳素、胰岛素、生长激素等激素协同作用下,乳房增大,孕妇自觉乳房发胀或偶有刺痛。乳房浅静脉明显可见。乳头、乳晕增大,着色,乳晕外围的皮脂腺肥大形成散在的结节状小隆起,称蒙氏结节(Montgomery tubercles)。妊娠末期,尤其在接近分娩期挤压乳房时,可有数滴稀薄黄色乳汁溢出,称初乳(colostrum),乳汁正式分泌在分娩后。

(三)循环系统

1. 心脏　妊娠后期膈肌升高,心脏向左、向上、向前移位,更贴近胸壁,心尖搏动向左移约 1cm,心肌肥厚,心脏容量从妊娠早期至妊娠末期约增加 10%,心浊音界稍扩大。心脏移位使大血管轻度扭转,加之血流量增加及血液流速加快,半数孕妇心尖区与肺动脉瓣区可闻及柔和的收缩期吹风样杂音,产后逐渐消失。心率于妊娠晚期每分钟约增加 10~15 次。

2. 心排出量　心排出量的增加是妊娠期循环系统最重要的改变。心排出量自妊娠 8~10 周逐渐增加,妊娠 32~34 周达高峰,约增加 30%。临产后,特别在第二产程产妇屏气用力心排出量显著增加,胎儿娩出后,回心血量剧烈增加,产后 1 小时内心排血量可增加 20%~30%,持续至产后 3~4 天。

3. 血压　妊娠早期及中期血压偏低,妊娠晚期血压及脉压均轻度升高。孕妇体位影响血压,坐位高于仰卧位。当孕妇长时间处于仰卧位时,增大的子宫压迫下腔静脉,回心血量减少,心排血量随之减少,迷走神经兴奋,出现血压下降、轻微头痛、头晕和心悸等现象,称仰卧位低血压综合征。侧卧位时能解除子宫压迫,减轻症状。因此,妊娠中、晚期鼓励孕妇侧卧位休息。

4. 静脉压　由于增大的子宫压迫下腔静脉使血液回流受阻,加之血容量的增加,孕妇股静脉压多升高,可出现下肢酸胀、水肿,且易发生下肢、外阴静脉曲张和痔。

(四)血液系统

1. 血容量　孕妇血容量自妊娠 6~8 周开始增加,中期增加较快,妊娠 32~34

周达高峰约增加 45%,平均约 1500ml,其中血浆增加约 1000ml,红细胞增加约 500ml,血浆增加多于红细胞增加,出现血液稀释,称为生理性贫血。妊娠期血液生理稀释有助于增加子宫和其他器官的血流量,利于胎儿宫内生长发育。

2. 血液成分

(1)红细胞:由于血液稀释,妊娠期红细胞、血红蛋白值和血细胞比容均较非妊娠期妇女低。妊娠期红细胞计数约为 $3.6×10^{12}$/L(非孕妇女约为 $4.2×10^{12}$/L),血红蛋白值约为 110g/L(非孕妇女约为 130g/L),血细胞比容为 0.31~0.34(非孕妇女为 0.38~0.47)。

(2)白细胞:白细胞自妊娠 7~8 周开始轻度增加,至妊娠 30 周达高峰,约为 $(5~12)×10^{9}$/L,有时可达 $15×10^{9}$/L,主要为中性粒细胞增多。

(3)凝血因子:妊娠期血液处于高凝状态,凝血因子 Ⅱ、Ⅴ、Ⅶ、Ⅷ、Ⅸ、Ⅹ 均增加,血液处于高凝状态。凝血因子 Ⅺ、Ⅻ 及血小板计数稍下降。部分孕妇于妊娠晚期可见凝血酶原时间及凝血活酶时间稍缩短,但凝血时间改变不明显。

(4)血浆蛋白:因血液稀释,血浆蛋白减少,主要是白蛋白,约为 35g/L。

(五)泌尿系统

妊娠期肾血浆流量增加 35%,肾小球滤过率增加 50%,排尿量增加。仰卧位时肾血浆流量与肾小球滤过率增加更为显著,故孕妇夜尿量多于日尿量。肾小球对葡萄糖的滤过能力加强,而肾小管的重吸收能力不能相应增加,尿中有少量糖排出,称妊娠生理性糖尿,需注意与真性糖尿病的区别。

妊娠早期,增大的子宫压迫膀胱,易出现尿频;中期妊娠以后,子宫体高出盆腔,压迫膀胱的症状消失。受雌、孕激素影响,输尿管增粗、变长、弯曲且泌尿系统平滑肌张力降低,蠕动减弱,尿流缓慢,肾盂及输尿管轻度扩张,导致尿液引流不畅,故孕妇易患急性肾盂肾炎,以右侧多见。妊娠末期胎头入盆后,膀胱受压,再次出现尿频,甚至尿失禁。

(六)呼吸系统

妊娠中期,孕妇耗氧量增加 10%~20%,肺通气量约增加 40%以满足孕妇本身及胎儿氧的需要。妊娠期,子宫增大,膈肌上升,肋膈角增宽,肋骨外展,胸腔周径增加,膈肌活动幅度减少,胸廓活动加大。孕妇以胸式呼吸为主,呼吸次数约 20 次/分,但呼吸较深。受雌激素影响,呼吸道黏膜充血、水肿,易发生上呼吸道感染。

(七)消化系统

1. 口腔牙齿易松动、患龋齿;齿龈肥厚,充血,水肿,易出血,可出现妊娠龈瘤;

孕妇常有唾液增多感甚至流涎。

2.孕激素降低胃肠道平滑肌张力;胃部受压,贲门括约肌松弛,胃内酸性内容物可返流至食管下部产生"灼热"感;胃肠蠕动减弱,加之胃酸及胃蛋白酶分泌量减少,易导致上腹部饱胀感,便秘等。盆腔静脉受压、静脉回流障碍,肠道充血等常引起痔疮或原有痔疮加重。

3.肝脏体积、组织结构和血流量均无明显变化,肝功能方面有白蛋白下降、球蛋白上升、碱性磷酸酶升高,其余无明显变化。

4.胆囊受孕激素影响,胆道平滑肌松弛,胆囊排空时间延长,胆汁淤积,易并发胆囊炎及胆石症。

(八)内分泌系统

1.垂体　妊娠期间腺垂体增大 1~2 倍。受雌孕激素负反馈的影响,垂体促性腺激素分泌减少,卵泡不再发育成熟。垂体催乳激素增加,分娩前达高峰,为产后泌乳做准备。促甲状腺激素与促肾上腺皮质激素分泌增多。促黑素细胞刺激素增加,使孕妇皮肤色素沉着。

2.甲状腺　中度增大,但不易出现甲状腺功能亢进表现。甲状旁腺增生肥大,利于对胎儿钙供应和维持母体钙的内环境稳定。

3.肾上腺　妊娠期肾上腺皮质醇分泌增多,10%具有活性,孕妇无肾上腺皮质功能亢进表现;醛固酮分泌增加,但大部分与蛋白质结合,不会引起严重水、钠潴留;睾酮轻微增加,可表现为阴毛、腋毛增粗及增多。

4.胰腺　自妊娠中期开始,β 细胞分泌胰岛素增加,至分娩前达到高峰。

(九)皮肤

孕妇体内促黑素细胞激素增加,黑色素分泌增加,使孕妇面颊部、乳头、乳晕、腹白线、外阴等处出现色素沉着。颜面部出现蝶状褐色斑,称妊娠黄褐斑(chloasma gravidarum),产后可减退。孕妇腹壁因肾上腺皮质激素分泌增多及子宫增大,可引起皮肤弹性纤维断裂,呈紫色或淡红色不规律平行略凹陷的条纹,称妊娠纹(striate gravidarum),产后呈银白或灰白色。雌激素使皮肤毛细血管扩张,孕妇面部、颈部、胸部、手掌等可有红斑或蜘蛛痣。汗腺活动亢进,孕妇易出汗。

(十)骨骼、关节及韧带

妊娠期骨盆各关节松弛,具有一定活动性,利于分娩。部分孕妇自觉腰骶部及肢体疼痛不适,可能与松弛素使骨盆韧带及椎骨间的关节、韧带松弛有关。妊娠晚期由于重心前移,为保持身体平衡,孕妇脊柱前凸,背伸肌群过度活动,腰腹部向前,胸部向后,颈部向前,形成典型的孕妇姿势。

(十一)其他变化

1. 新陈代谢　基础代谢率妊娠中期逐渐增高,至妊娠晚期可增高 15%～20%。

2. 体重　妊娠足月时体重平均约增加 12.5kg;若每周体重增加超过 500g,需警惕隐性水肿。

3. 糖代谢　孕妇空腹血糖值稍低于非孕妇女;餐后易出现高血糖、高胰岛素血症;糖耐量试验可见血糖增高幅度大且恢复延迟;妊娠期胎盘产生大量抗胰岛素物质,降低胰岛素降糖效果。

4. 脂肪代谢　血脂增高 50%,但妊娠期能量消耗多,易发生酮血症。

5. 蛋白质代谢　孕妇需要大量蛋白质,以满足母体及胎儿的需要,若蛋白储备不足,可出现显性或隐性水肿。

6. 水代谢　妊娠期机体水分平均约增加 7L,一般水钠潴留与排泄成适当比例不引起水肿。但在妊娠末期因组织间液增加 1～2L 可导致水肿发生。

7. 矿物质代谢　胎儿生长发育需要大量钙、磷、铁,妊娠最后 3 个月应补充维生素 D 及钙。妊娠早期母体及胎儿每日需要铁 1mg、中期 4mg、晚期 12～15mg。故妊娠期要补充足量的铁,以满足胎儿及母体造血的需要,为分娩和哺乳做准备。

二、妊娠期母体的心理变化

妊娠是妇女一生中极其重要的阶段,会伴随产生不同的压力和焦虑情绪。

(一)妊娠期母体的心理社会反应

1. 妊娠早期　无论是否是计划妊娠,孕妇都会惊讶或震惊。刚获知妊娠,孕妇通常会认为自己尚未做好准备,加之妊娠后生活、角色、人际关系等变化,可能会出现矛盾心理。孕妇多专注于自己及身体,如一日三餐、乳房的改变、体重的增加等。

2. 妊娠中期　随着妊娠进展,尤其在胎动出现后,孕妇真正感受到"孩子"的存在,开始接受妊娠的事实,出现"筑巢反应"。此期,孕妇显得较为内向、被动,注意力集中于自己和胎儿身上,可能会使配偶及其他家庭成员感受冷落。

3. 妊娠晚期　子宫明显增大,孕妇行动不便,社交活动减少,出现睡眠障碍、腰背痛等,大多数孕妇都盼望分娩日期的到来,也有部分孕妇因惧怕分娩而不想结束妊娠过程。随着预产期的临近,孕妇焦急的等待临产发动,常因婴儿将要出生感到高兴,却又担心能否顺利分娩、胎儿有无畸形,部分孕妇担心婴儿的性别能否为家人接受。

(二)妊娠期母体的心理调节

美国学者鲁宾(Rubin,1984)认为孕妇为接受新生命的诞生,维持个人及家庭的功能完整,必须完成四项心理发展任务:

1. 确保自己及胎儿能安全顺利地度过整个孕产期,妊娠后,孕妇关注胎儿和自己的健康,寻求良好的产科护理知识,尽量使整个妊娠期保持最佳的健康状况;补充维生素,均衡饮食,保证足够的休息和睡眠等。

2. 促使家庭重要成员接受新生儿,最初时孕妇自己不接受新生儿,随着妊娠的进展,尤其是胎动出现后,孕妇逐渐接受了孩子并开始寻求家庭重要成员的接受和认可,尤其是配偶,这样孕妇才能完成孕期心理发展任务和形成母亲角色的认同。如果家中尚有小孩,孕妇也要努力确保其接受新生儿。

3. 情绪上与胎儿连成一体,孕妇常借助抚摸、对着腹部讲话等行为表现对胎儿的情感,为日后与新生儿建立良好情感奠定基础。

4. 学习为孩子而奉献孕妇必须发展自制能力,学习延迟自己的需要以迎合他人需要,以便顺利担负起产后照顾孩子的重任。

第三节　妊娠诊断

依据胎儿生长发育的特点和母体的变化,临床上将妊娠全过程(平均40周)分为三个时期:①早期妊娠:妊娠13周末以前;②中期妊娠:第14~27周末;③晚期妊娠:第28周及以后。

一、早期妊娠诊断

(一)相关检查

1. 妊娠试验(pregnancy test)　受精后7~9天可用放射免疫学方法测定孕妇血β-hCG,当β-hCG超过$6\mu g/ml$为阳性。尿液和血的hCG水平接近,临床多采用试纸法检测,可协助早期妊娠诊断。

2. 超声检查　是目前临床确定早孕最快速、准确的方法。阴道超声较腹部超声诊断早孕可提前1周,最早于妊娠4~5周时可见圆形或椭圆形的妊娠囊;妊娠5周,妊娠囊内可见胚芽与原始心管搏动,可确定为早期妊娠、活胎。用超声多普勒法在子宫区内能听到有节律、单一、高调的胎心音,胎心率为120~160次/分。

3. 宫颈黏液检查　宫颈黏液量少质稠,拉丝度差,涂片干燥后光镜下见到排列成行的楠圆体,未见羊齿植物叶状结晶,则早期妊娠的可能性大。

4.黄体酮试验　利用孕激素在体内突然撤退能引起子宫出血的原理,对疑为早孕的妇女,每日肌注黄体酮20mg,连用3~5日。如停药后7日仍未见阴道流血,则早孕的可能性大。如停药后3~7日内出现阴道流血,则排除早孕。

5.基础体温测定　双相型体温的妇女,体温升高相持续18日不见下降,早期妊娠可能性大;若持续3周不下降,则考虑早期妊娠。基础体温曲线不能反映胚胎的发育情况。

(二)临床表现

1.症状

(1)停经(cessation of menstruation):生育年龄有正常性生活的健康妇女,平时月经周期正常,一旦月经过期10日以上,应疑为妊娠。若停经已达8周,则妊娠的可能性更大。停经是妊娠最早最重要的症状,但停经不一定就是妊娠,如内分泌失调、产后哺乳期、口服避孕药等也可有停经现象,需注意鉴别。

(2)早孕反应(morning sickness):有60%的妇女约在妊娠6周左右出现畏寒、头晕、乏力、嗜睡、食欲不振、喜食酸物或厌恶油腻、恶心、晨起呕吐等症状,称为早孕反应,多于妊娠12周左右自行消失,可能与hCG增多,胃酸分泌减少,胃排空时间延长等有关。

(3)尿频(frequency of urination):妊娠早期子宫增大压迫膀胱所致。妊娠12周后,子宫逐渐增大超出盆腔,尿频症状自然消失。

2.体征

(1)乳房的变化:受雌、孕激素影响,乳房逐渐增大。孕妇自觉乳房胀痛,初孕妇较明显。乳头、乳晕皮肤着色加深,乳晕周围有蒙氏结节出现。哺乳孕妇妊娠后乳汁明显减少。

(2)生殖器官的变化:于妊娠6~8周行阴道窥器检查,可见阴道壁及宫颈充血,呈紫蓝色。双合诊检查宫颈变软,子宫峡部极软,感觉宫颈与宫体似不相连称黑加征(Hegar sign),是早期妊娠特有的体征变化。妊娠8周时全子宫增大变软,子宫约为非孕时的2倍,妊娠12周约为非孕时的3倍,宫底可在耻骨联合上方触及。

二、中、晚期妊娠诊断

中、晚期妊娠是胎儿生长发育和各器官发育成熟的重要时期,主要的妊娠诊断是判断胎儿生长发育情况、宫内状况和发现胎儿畸形。

（一）相关检查

1. 超声检查　显示胎儿数目、胎产式、胎先露及胎方位、胎心搏动情况及胎盘位置、分级，测量胎头双顶径、头围、腹围、股骨长等多条胎儿径线，并可测量羊水量，观察胎儿有无明显体表畸形等。超声多普勒法能探出胎心音、胎动音、脐带血流音及胎盘血流音。

2. 胎儿心电图　在胎儿心脏异常的诊断中有较重要价值。于妊娠 12 周后能显示较规律的图形，于妊娠 20 周后检出的成功率高。

（二）临床表现

孕妇有早期妊娠经过，且子宫明显增大，自感胎动，触及胎体，听诊有胎心。

1. 子宫增大　随着妊娠周数的增加，孕妇腹部隆起，手测宫底高度或尺测耻骨联合上子宫高度可初步估计胎儿大小及孕周（表 2-1）。

表 2-1　不同妊娠周数的子宫底高度及子宫长度

妊娠周数手测子宫底高度	尺测耻上子宫底高度(cm)
满 12 周耻骨联合上 2~3 横指	
满 16 周脐耻之间	
满 20 周脐下 1 横指	18(15.3~21.4)
满 24 周脐上 1 横指	24(22.0~25.1)
满 28 周脐上 3 横指	26(22.4~29.0)
满 32 周脐与剑突之间	29(25.3~32.0)
满 36 周剑突下 2 横指	32(29.8~34.5)
满 40 周脐与剑突之间或略高	33(30.0~35.3)

2. 胎动（fetal movement，FM）　胎儿在子宫内冲击子宫壁的活动称胎动。是监测胎儿宫内安危的重要指标之一。孕妇多于妊娠 18~20 周开始自觉胎动，胎动每小时约 3~5 次。妊娠周数越多，胎动越活跃，但至妊娠末期胎动逐渐减少。腹壁薄且松弛的孕妇，经腹壁可见胎动。

3. 胎心音　听到胎儿心音可确诊妊娠且为活胎。妊娠 12 周后用多普勒胎心听诊仪可听到胎心音，妊娠 18~20 周用听诊器可经孕妇腹壁听到胎儿心音。胎心音呈双音，似钟表"滴答"声，速度较快。正常值为 120~160bpm，应与子宫杂音、腹主动脉音、脐带杂音相鉴别。

4. 胎体　妊娠 20 周以后,经腹壁可触到子宫内的胎体,至妊娠 24 周后,用四部触诊法可区分胎体不同部分。胎头圆而硬,有浮球感;胎背宽而平坦饱满;胎臀软而宽,形状多不规则;胎儿肢体小且有不规则的活动。随妊娠进展,通过四步触诊法能够查清胎儿在子宫内的位置。

三、胎产式、胎先露、胎方位

妊娠 28 周前,羊水较多,胎体较小,因此胎儿在子宫内活动范围较大,在宫内的位置和姿势易于改变。妊娠 32 周后羊水相对减少,胎儿与子宫壁贴近,胎儿的姿势和位置相对恒定。分娩前胎儿在宫内的位置正常与否与能否顺利分娩和母婴安全有直接的关系。

（一）胎产式（fetal lie）

指胎儿身体纵轴与母亲身体纵轴的关系(图 2-5)。两纵轴平行者称纵产式(longitudinal lie),占分娩总数的 99.75%;两纵轴垂直者称横产式(transverse lie),占分娩总数 0.5%;两纵轴交叉呈角度者称斜产式,属暂时性胎产式,分娩过程中多数转为纵产式,偶尔转成横产式。

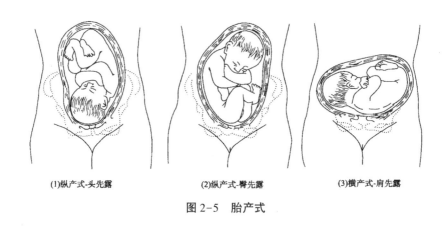

(1)纵产式-头先露　　　　　(2)纵产式-臀先露　　　　　(3)横产式-肩先露

图 2-5　胎产式

（二）胎先露（fetal presentation）

指最先进入骨盆入口的胎儿部分。纵产式有头先露(head presentation)及臀先露(breech presentation),横产式为肩先露(shoulder presentation)。头先露因胎头屈伸程度不同又分为枕先露、肩先露、额先露及面先露(图 2-6)。臀先露因入盆的先露部分不同,又分为混合臀先露、单臀先露、单足先露和双足先露(图 2-7)。偶见头先露或臀先露与胎手或胎足同时入盆,称复合先露(compound presentation)。

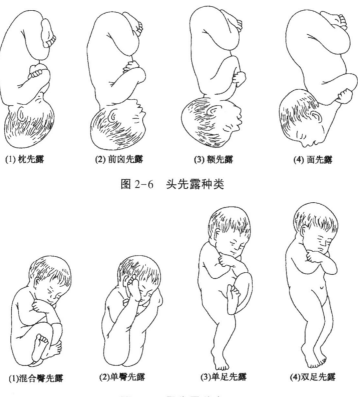

(1) 枕先露　　　(2) 前囟先露　　　(3) 额先露　　　(4) 面先露

图 2-6　头先露种类

(1)混合臀先露　　(2)单臀先露　　(3)单足先露　　(4)双足先露

图 2-7　臀先露种类

(三)胎方位(fetal position)

胎儿先露部的指示点与母体骨盆的关系(简称胎位)。枕先露以枕骨、面先露以颏骨、臀先露以骶骨、肩先露以肩胛骨为指示点。根据指示点与母体骨盆左、右、前、后、横的关系而有不同的胎位(表 2-2)。如:枕先露时,胎头枕骨位于母体骨盆的左前方,应称之为枕左前位(LOA),余类推。

表 2-2　胎产式、胎先露、胎方位的种类及关系

纵产式 (99.75%)	头先露 (95.75%~ 97.75%)	枕先露 (95.55%~97.55%)	枕左前(LOA)、枕左横(LOT)、枕左后(LOP)
			枕右前(ROA)、枕右横(ROT)、枕右后(ROP)
		面先露 (0.20%)	颏左前(LMA)、颏左横(LMT)、颏左后(LMP)
			颏右前(RMA)、颏右横(RMT)、颏右后(RMP)
	臀先露 (2%~4%)		骶左前(LSA)、骶左横(LST)、骶左后(LSP)
			骶右前(RSA)、骶右横(RST)、骶右后(RSP)
横产式 (0.25%)	肩先露 (0.25%)		肩左前(LScA)、肩左后(LScP)
			肩右前(RScA)、肩右后(RScP)

第四节　妊娠期管理

【概述】产前检查是做好妊娠期护理的重要环节。产前检查应从确诊早孕时开始。除行双合诊了解软产道及内生殖器有无异常外,须测量血压,检查心肺,检测尿常规。对有遗传病家族史或分娩史者,应行绒毛检查,也可在妊娠中期抽取羊水做染色体核型分析,以降低先天缺陷儿及遗传患儿的出生率。经上述检查未发现异常者,应于妊娠 20 周起进行产前系列检查。妊娠 20~36 周,每 4 周检查 1 次,自妊娠 36 周起每周检查 1 次。高危妊娠者应酌情增加产前检查次数。

【护理评估】

(一)生理评估

1.健康史评估

(1)一般健康史

①年龄:年龄过小容易发生难产;年龄过大,特别是 35 岁以上的初孕妇,妊娠期高血压疾病、产力异常、难产及生育先天缺陷儿机会增加。

②职业:了解孕妇有无接触不良理化因素,如放射线、高温、铅、汞、镉等可能会导致胎儿畸形、出生缺陷。

③既往史及手术史:了解孕妇有无高血压、心脏病、糖尿病、结核病、血液病、肝肾疾病、骨软化症等,注意其发病时间及治疗情况,并了解有无腹部外伤史或手术史。

④家族史:询问孕妇有无高血压、糖尿病、精神病、双胎妊娠及其他遗传性疾病。若有遗传病家族史,应及时进行遗传咨询、产前筛查及产前诊断。

⑤月经史:了解孕妇初潮年龄、月经周期及经期、经量,有无痛经及末次月经日期等。

⑥丈夫健康状况:了解丈夫年龄、职业、教育程度;询问血型、有无遗传性疾病及烟酒嗜好;了解用药情况及其对此次妊娠的态度。

⑦与妊娠有关的日常生活史:了解孕妇的营养与排泄、活动与休息、工作、家庭经济情况等。

(2)产科健康史

①既往孕产史:了解既往的孕产史及分娩方式、有无流产、早产、难产、死胎死产史等,有无异常分娩,新生儿情况等。

②本次妊娠情况:了解本次妊娠后是否有发热等不适,用药情况,早孕反应出

现时间、严重程度,自觉胎动时间,有无发热、腹痛、阴道出血、头痛、头晕、心悸、呼吸困难、水肿、阴道流血、异常阴道分泌物等表现。有无烟酒嗜好、放射线接触,病毒感染与疫苗接种情况,是否养宠物等。

③预产期的计算:根据末次月经(LMP)推算预产期,从末次月经第1日算起,月份减3或加9,日数加7(农历加15)。若孕妇月经不准、记不清末次月经日期或于哺乳期无月经来潮而受孕者,可根据早孕反应出现时间、自觉胎动开始时间、手测子宫底高度或尺测耻上子宫高度、hCG值、B型超声测量胎体的头臀长、双顶径等方法进行估计。实际分娩日期与推算的预产期,可能相差1~2周。

2. 相关检查

(1)全身检查　观察孕妇发育、身高、营养、步态、精神状态。身材矮小者(145cm以下)常伴有骨盆狭窄,跛行者可能有脊柱或下肢的畸形;了解心肺功能有无异常;测量血压,若超过140/90mmHg,或比基础血压高30/15mmHg,需密切注意;测量体重和检查有无水肿,孕妇每周体重增加超过500g需警惕病理性水肿;检查乳房发育状况、乳头有无凹陷及皲裂。

(2)产科检查主要包括孕妇腹部检查及产道检查。

①腹部检查:孕妇排空膀胱后仰卧于检查床上,头部稍垫高,露出腹部,双腿略屈曲分开,放松腹肌,检查者站在孕妇右侧。

1)视诊:注意腹形及大小,腹部有无妊娠纹、手术瘢痕和水肿。腹部过大者,考虑有无双胎、巨大儿、羊水过多或合并子宫肌瘤的可能;腹部过小者,可能有胎儿宫内生长受限、孕周推算错误、羊水过少的情况;腹部两侧向外膨出、宫底位置较低者,肩先露的可能性大;腹部向前突出(尖腹,多见于初产妇)或腹部向下悬垂(悬垂腹,多见于经产妇)者,可能存在骨盆狭窄或头盆不称。

2)触诊:注意腹壁肌肉紧张度,有无腹直肌分离,子宫肌敏感程度。手测估计宫底高度,用软尺测耻上子宫底高度及腹围值。用四步触诊法(leopold maneuvers)检查子宫大小、胎产式、胎先露、胎方位以及胎先露部是否衔接。前三步,检查者面向孕妇;第四步,检查者面向孕妇足端(图2-8)。

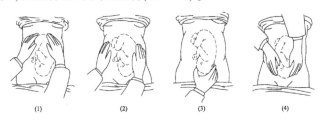

(1)　　　　(2)　　　　(3)　　　　(4)

图2-8　胎位检查的四步触诊法

第一步:检查者两手置于宫底部,了解子宫外形并触摸宫底高度,估计胎儿大小与妊娠周数是否相符。然后,以双手指腹相对轻推,判断宫底部的胎儿部分,若为胎头则硬而圆,有浮球感;若为胎臀则软而宽,略不规则。若子宫底部未触及大的部分,考虑横产式。

第二步:检查者双手分别置于孕妇腹部左右侧,一只手掌固定,另一只手指指腹稍用力深按检查,两手交替,分辨胎背及胎儿四肢部分。平坦且饱满者为胎背,可变形的高低不平部分为胎儿肢体。

第三步:检查者右手拇指与其余4指分开,置于孕妇耻骨联合上方,握住胎先露部,进一步查清是胎头或胎臀,并左右推动以确定是否衔接。若胎先露部仍浮动,表示尚未衔接;若胎先露部不能被推动,则已衔接。第四步:检查者面向孕妇足端,左右手分别置于胎先露部两侧,向骨盆入口方向往下深按,再次判断胎先露部的诊断是否正确,并确定入盆程度。

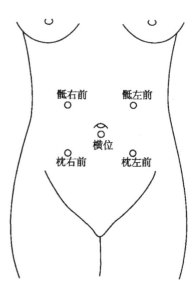

图 2-9　不同胎位胎心音听诊部位

3)听诊:妊娠 24 周前,胎心音多在脐下正中或稍偏左、右能听到;妊娠 24 周后,胎心在靠近胎背上方的孕妇腹壁上听得最清楚。枕先露时,胎心在脐下左(右)方;臀先露时,胎心在脐上左(右)方;肩先露时,胎心在靠近脐部下方听得最清楚(图 2-9)。

②产道检查:包括骨产道检查(骨盆测量)与软产道检查。

1)骨盆测量:骨盆大小及其形态是决定胎儿能否经阴道分娩的重要因素之一。主要方法有骨盆外测量和骨盆内测量两种:骨盆外测量:测量多采用骨盆测量器,操作简便,临床至今广泛应用。主要径线有:

髂棘间径(interspinal diameter,IS):孕妇取伸腿仰卧位。测量两侧髂前上棘外缘的距离(图 2-10),正常值为 23~26cm。

髂嵴间径(intercristal diameter,IC):孕妇取伸腿仰卧位,测量两侧髂嵴外缘最宽的距离(图 2-11),正常 25~28cm。

以上两径线可间接推测骨盆入口横径长度。

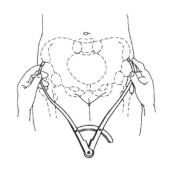
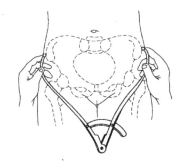

图 2-10　测量髂棘间径　　　　　　图 2-11　测量髂嵴间径

骶耻外径(external conjugate,EC):孕妇取左侧卧位,右腿伸直,左腿屈曲,测第5腰椎棘突下(相当于米氏菱形窝上角)至耻骨联合上缘中点的距离(图 2-12),正常值为 18~20cm。此径线是骨盆外测量中最重要的径线,可间接推测骨盆入口前后径长度。

坐骨结节间径(intertuberal diameter,IT):又称出口横径(transverse outlet)。孕妇取仰卧位,两腿弯曲,双手紧抱双膝,测量两坐骨结节内侧缘间的距离(图 2-13),正常值为 8.5~9.5cm。若此径线小于 8cm 时,应加测出口后矢状径(坐骨结节间径中点至低骨尖端的长度)。若出口后矢状径值与坐骨结节间径值之和>15cm 时,表明骨盆出口狭窄不明显。

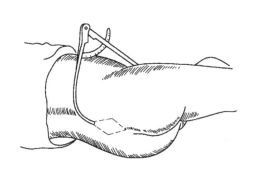
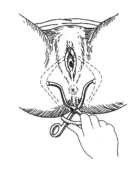

图 2-12　测量骶耻外径　　　　　　图 2-13　测量坐骨结节间径

耻骨弓角度(angle of pubic arch):检查者双手拇指指尖斜着对拢,放置于耻骨联合下缘,左右两拇指平放在耻骨降支上面,两拇指间角度即为耻骨弓角度(图2-14),正常值为 90°,小于 80°为异常。

2)骨盆内测量:适用于骨盆外测量有狭窄者。测量时,孕妇取仰卧截石位,外阴部消毒。检查者戴无菌手套并涂滑润油,动作轻柔。主要径线有:

对角径(diagonal conjugate, DC):
也称慨耻内径,是耻骨联合下缘至骶
岬上缘中点的距离,正常值为 12.
5~13cm。方法是检查者将一手的食、
中指伸入孕妇阴道,用中指尖触及骶
岬上缘中点,示指上缘紧贴耻骨联合
下缘,用另手示指正确标记此接触点,
抽出阴道内的手指,测量中指尖至此
接触点的距离,即为对角径,若测量时
阴道内的中指尖触不到骶岬,表示对

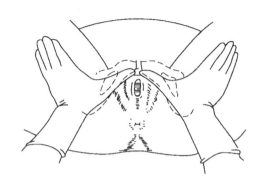

图 2-14　测量耻骨弓角度

角径值>12.5cm(图 2-15)。对角径值减去 1.5~2cm 即为骨盆入口前后径长度,
又称真结合径(true conjugate),正常值约为 11cm。测量时期以妊娠 24~36 周、阴
道松软时进行为宜。过早测量常因阴道较硬影响操作;近预产期测量则容易引起
感染等。

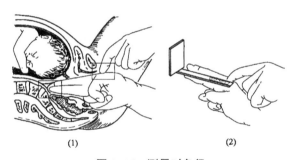

(1)　　　　　　　　　　　　(2)

图 2-15　测量对角径

坐骨棘间径(interspinous diameter):测量两坐骨棘间的距离,检查者将一手食、
中指放在阴道内,分别触及两侧坐骨棘,估计其间的距离(图 2-16),正常值约为
10cm。此径线代表中骨盆横径。

坐骨切迹宽度:即慨棘韧带宽度,坐骨棘与骶骨下部间的距离,代表中骨盆后
矢状径(图 2-17)。检查者将阴道内的示指置于低棘韧带上移动,若能容纳 3 横指
(约 5.5~6cm)为正常,否则属于中骨盆狭窄。

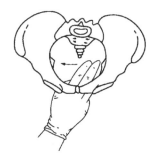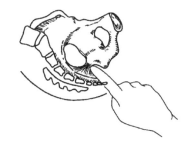

图 2-16　测量坐骨棘间径　　　图 2-17　测量坐骨切迹宽度

（2）软产道检查：主要了解有无先天畸形、囊肿、赘生物等。

（3）实验室检查　评估孕妇血常规、尿常规、肝功能、肾功能、唐氏筛查、糖筛查试验、病毒性肝炎抗原抗体检测，以及有合并症时进行的相应检查，如心电图、血清电解质等情况；此外还需注意胎心电子监护、B 型超声检查、羊水检测、胎儿遗传学检查等结果，以全面了解孕妇、胎儿以及胎盘、羊水的情况。

（4）绘制妊娠　图将各项检查结果，包括血压、体重、宫高、腹围、B 型超声测得的胎头双顶径值、尿蛋白、尿雌激素/肌酐（E/C）比值、胎位、胎心率、浮肿等项，填于妊娠图中。将每次产前检查时所得的各项数值，分别记录于妊娠图上，绘制成曲线，观察其动态变化，及早发现孕妇和胎儿的异常情况。

（5）产前复诊　复诊产前检查是为了了解前次产前检查后各方面有无变化，以便及早发现和及时处理高危妊娠。内容包括：①询问前次检查后有无特殊情况出现，如头痛、眼花、下肢浮肿、阴道出血、胎动出现特殊变化等，并给予相应的治疗。②测量体重及血压，检查有无水肿或其他异常。③测量子宫底高度、腹围，四部触诊法复查胎位，听胎心，了解胎儿大小是否与妊娠月份相符，必要时 B 型超声检查。④复查尿蛋白。⑤孕 32 周后每次复诊需行胎心电子监护，必要时做胎盘功能及羊水检查。⑥记录检查结果，绘制妊娠曲线，进行孕期健康宣教，并预约下次复诊时间。

3. 妊娠期营养的管理　妊娠期间，母体的营养状况直接关系自身健康及胎儿生长发育。妊娠期营养不良，导致胎儿生长发育迟缓、低出生体重、早产、死产等；妊娠期营养过剩，巨大儿、难产、妊娠期高血压疾病和妊娠期糖尿病等发生率增加。因此，加强孕期营养指导是产前保健的重要内容。不同妊娠阶段的妇女，其膳食指导原则各有不同的特点。

（1）妊娠早期膳食原则

①饮食应清淡、适口：根据孕妇喜好，选择新鲜蔬菜、水果、鱼类、禽类、蛋类、豆

制品和谷类等食品,易于消化,能减轻恶心、呕吐等早孕反应。

②少量多餐:早孕反应较重者,宜少量多餐,根据自身食欲和反应调整进食时间、数量、种类。

③摄入足量富含碳水化合物的食物:妊娠早期每天至少摄入 150g 碳水化合物。

④进食富含叶酸食物:研究表明,叶酸缺乏与胎儿神经管畸形相关,因此建议从孕前 3 个月开始至孕早期,每日补充叶酸 400μg。此外,可选择富含叶酸的食物,如动物肝脏、豆类、蛋类、绿叶蔬菜、坚果等。

⑤戒烟、禁酒,远离吸烟环境:妊娠期妇女吸烟或饮酒可造成胎儿营养不良、发育迟缓、中枢神经系统异常、智力低下等,孕妇流产、早产、死胎危险性也可能增加。

(2)妊娠中、晚期妇女的膳食原则

①适当增加鱼、禽、蛋、瘦肉、海产品摄入:我国营养学会建议妊娠中期每日应比非孕时增加 15g 蛋白质,妊娠晚期每日应比非孕时增加 20g 蛋白质。鱼、禽、蛋、瘦肉均是优质蛋白的良好来源,鱼类富含 n-3 多不饱和脂肪酸,蛋黄富含卵磷脂、维生素 A 和 B_2,对胎儿大脑、视网膜均有利。此外,适当增加维生素 A 和 B 族的供给。每周进食一次海产品可满足碘的需要。

②适当增加奶类摄入:中国营养学会建议妊娠中期每日摄入钙 1000mg,妊娠晚期每日摄入钙 1200mg。奶类是蛋白质和钙的良好来源,还应多吃豆类、虾皮、绿叶菜等。

③摄入含铁丰富的食物:妊娠中期,孕妇易发生缺铁性贫血,故应多进食含铁丰富食物,如动物血、肝脏、瘦肉、木耳、蘑菇等。同时摄入足量的维生素 C,不仅有助于铁的吸收,对胎儿骨骼、牙齿、造血系统、胎膜的发育健全均有利。新鲜蔬菜、水果是维生素 C 的良好来源。

④保持合理体重增长:妊娠期每日进行 1~2 小时户外活动,如散步,体操等,可控制体重,对维生素 D 的营养状况及孕妇骨骼健康和胎儿骨骼发育均有积极作用。

⑤戒烟禁酒,避免刺激性食物:妊娠中晚期仍要戒烟并远离吸烟环境,禁酒,避免浓茶、咖啡、辛辣等刺激性食物和饮料。

4.妊娠期体重的管理　孕期适宜的体重增长是母婴健康的重要基础。体重增长过多或过快可导致妊娠高血压疾病、妊娠糖尿病、巨大儿、难产等,增长过少或过慢可导致早产、低体重儿等。

(1)体重指数妊娠期妇女可根据妊娠前的体重指数(body mass index,BMI)估算妊娠期体重增长总量和增重速率。体重指数(BMI)=体重(kg)/[身高(m)]²。

(2)孕前体重除体重指数外,也可依据妊娠前体重估计妊娠期合理的增重范围。妊娠前体重为120%标准体重者,妊娠期总增重范围应为7~8kg,妊娠中期后增重速率应控制在每周300g以下;妊娠前体重为90%~120%标准体重者,妊娠期总增重为约12kg,妊娠中期后增重速率为每周400g;妊娠前体重低于90%标准体重者,妊娠期总增重范围应为14~15kg,妊娠中期后增重速率为每周500g。

妊娠期妇女可依据妊娠不同阶段,合理选择食物量及种类,均衡膳食,同时进行适量的有氧运动,是妊娠期体重管理的有效方式。此外,需定期产检,自我监测体重,发现不适宜的体重增长,及时就医。

(二)心理社会评估

评估不同妊娠时期孕妇的心理状况,注意妊娠早期孕妇是否因妊娠后不适、不确定感而感到困惑,甚至不愿接受妊娠。妊娠中、晚期孕妇情绪是否稳定,对将为人母和分娩是否做好心理准备,特别是预产期临近时,孕妇对分娩有无担心、焦虑、恐惧,程度如何。此外,还需评估家属尤其丈夫的心理状况,这样才能有针对性地协助准父亲成为孕妇强有力的支持者。

评估孕妇的家庭经济情况、居住环境、宗教信仰以及孕妇在家庭中的角色等。

【常见的护理诊断/问题】

1. 焦虑　与生理不适、担心分娩不顺利有关。

2. 知识缺乏　缺乏抚养孩子的相关知识和技能。

第五节　分娩的准备

妊娠期健康教育是通过一系列有组织、有计划的活动,为孕妇和家属提供围生期保健指导,使孕妇保持积极心态,适应妊娠所带来的各种身体、心理反应,并为分娩及产后康复做好准备,促进其更好适应母亲角色和进行新生儿护理。

一、相关知识准备

(一)妊娠期相关知识

1. 妊娠期安全知识

(1)孕早期健康宣教:向孕妇解释出现恶心、呕吐,疲劳,尿频,乳房触痛等症状的原因,指导其避免接触各种可能危害胚胎的有害因素,戒烟戒酒,补充叶酸,建立产前检查档案;帮助其减少妊娠早期的不确定感和焦虑,尽早确立妊娠角色。

(2)识别异常症状:腹部疼痛、阴道流血、剧烈呕吐、不能进食或妊娠12周后仍持续呕吐,寒战、发热、泌尿生殖器官及身体其他系统感染迹象、持续存在的头痛、眼花、胸闷、少尿、上腹不适、心悸、气短、重度水肿或水肿晨起不缓解甚至加重,胎动计数减少等异常情况时应及时就诊。

(3)环境安全:不得随意自行服药,如需用药一定在医生指导下使用;戒烟、戒酒、戒毒;远离环境中各种可能有害的理化因素;根据妊娠周数和工作性质调整工作强度,适当休息;尽量不去人群拥挤、空气不佳的场所,避免接触传染病患者;根据环境温度增减衣物,预防感染;指导孕妇外出驾车或坐车时正确使用安全带。

(4)孕期自我监护:教会孕妇自数胎动的方法及正常情况下的胎动次数,对及时发现胎儿异常有重要作用。正常情况下每日早、中、晚各数1小时胎动,把3次胎动数相加,再乘以4,就是12小时的胎动数。每小时胎动在3次以上,12小时胎动在30次以上表明胎儿情况良好,10次以下说明胎儿有危险。孕妇在自我监护时,发现胎动减少时常提示胎儿有宫内缺氧,应及时就诊。此外,还应进行体重监测,有条件者监测胎心,发现异常及时就诊。

2. 清洁和舒适　孕妇养成良好的卫生习惯,勤洗澡,淋浴为主,注意安全,特别妊娠中晚期,注意保持身体平衡,预防滑倒;勤换内衣,衣裤应宽松、柔软、透气,冷暖适宜;选择高度适宜、软底、防滑、大小合适的鞋;注意口腔卫生,选用软毛牙刷刷牙以减少牙龈出血。

3. 活动和休息　孕妇28周后应适当减轻工作量,避免重体力劳动;增加休息时间,每日应保证8~10小时睡眠,取左侧卧位为宜;工作需久站者,应间断抬高下肢,穿着适宜的弹力裤或袜;需久坐者,需适时起立行走,抬高下肢。保持适度活动,如腰、腿部运动,日常家务活动、散步、孕妇体操、游泳等。

4. 注重胎教　胎教是调节妊娠期母体的内外环境,促进胎儿发育,提高胎儿综合素质的科学方法,是优生学的重要内容。根据不同孕期可选择适宜的胎教方法,如环境胎教、营养胎教、情绪胎教、语言胎教、音乐胎教、运动胎教、抚触胎教、光照胎教、意念胎教等。

5. 性生活指导　妊娠前3个月及末3个月,应避免性生活,防止流产、早产及感染。

6. 识别先兆临产与临产　分娩发动前,出现预示孕妇不久即将临产的症状,称为先兆临产(threatened labor)。①假临产。②胎儿下降感。③见红。临近预产期的孕妇,如出现阴道血性分泌物或规律宫缩(间歇5~6分钟,持续30秒)则为临产,应尽快到医院就诊。如阴道突然大量液体流出,嘱孕妇平卧,由家属送往医院,防止脐带脱垂而危及胎儿生命。

7. 产前运动 研究表明,孕期适宜的运动可减少孕妇身体不适,促进心理健康,且对分娩有利。包括:

(1)腿部运动:双手扶椅背,左腿固定,右腿转动360°,还原后换另一侧。从妊娠3个月开始,每天早晚各6次,可锻炼骨盆和会阴部肌肉。

(2)产道肌肉收缩运动:腹壁收缩,缓慢下压膀胱,如排便样,后收缩会阴部肌肉,如憋便样。自妊娠6个月开始,每日2次,每次3遍,有助于增强会阴部和阴道肌肉的收缩和伸展能力,对减少分娩损伤有利。

(3)腰部运动:双手扶椅背,慢慢深吸气,同时手背用力,脚尖立起,腰部挺直,将身体重心集中于椅背;慢慢呼气,手、脚、身体还原。从妊娠3个月开始,每日早晚各6次,有利于减轻腰背痛,增加会阴部与腹部肌肉弹性。

(4)盘腿坐式:平坐于床上,两小腿一前一后平行交叉,两膝分开,双手有节律的轻轻下压双膝后抬起,配合深呼吸,再把手放开,持续2~3分钟(图2-18)。有助于骨盆关节韧带、腹部肌肉、小腿肌肉的锻炼,可加强局部肌肉张力,避免痉挛。

(5)骨盆与背摇摆运动:平躺仰卧,双腿屈曲,两腿分开与肩同宽,用足部和肩部的力量将背部和臀部轻轻抬起,然后并拢双膝,收缩臀部肌肉,再分开双膝,将背部与臀部慢慢放下。重复运动5次(图2-19)。目的在于锻炼骨盆底及腰背部肌肉增加韧性和张力。

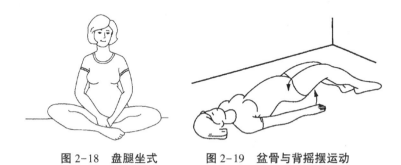

图2-18 盘腿坐式　　图2-19 盆骨与背摇摆运动

(6)骨盆倾斜运动:双手和双膝支撑于床上,两手背沿肩部垂直,大腿沿臀部垂下,利用背部与腹部的缩摆运动(图2-20)。可采取仰卧位或站立式进行。

(7)脊柱伸展运动:平躺仰卧,双手抱住双膝关节下缘使双膝弯曲,头部与上肢向前伸展,使脊柱、背部至臀部肌肉弯曲成弓字形,将头与下巴贴近胸部,然后放松,恢复平躺姿势。可减轻腰背部酸痛,通常在妊娠6个月后进行。

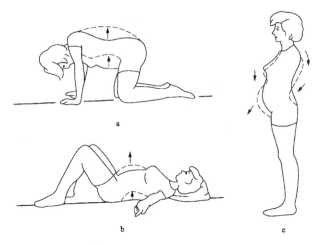

图 2-20　骨盆倾斜运动

(8)双腿抬高运动:平躺仰卧,双腿抬高,足部抵墙,持续 3～5 分钟(图 2-21)。目的在于伸展脊椎骨,锻炼臀部肌肉张力,促进下肢血液循环。

孕妇进行运动一般于 3 个月后开始,循序渐进,强度适宜。既往有先兆流产史,早产或妊娠合并心脏病等不宜锻炼。运动中有心悸、气短、眩晕、出血、疼痛等应立即停止并及时就医。

二、分娩相关知识

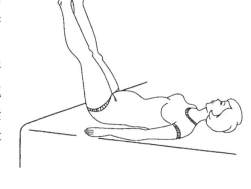

图 2-21　双腿抬高运动

1. 常见分娩方法

(1)阴道分娩:为自然的生理过程,其优点包括:出血少、不需麻醉、产后恢复快;子宫收缩可锻炼胎肺,为出生后建立自主呼吸创造有利条件;产道的挤压作用可防止新生儿吸入性肺炎;胎儿头部受盆底挤压而充血,为脑部的呼吸中枢提供良性刺激。利用上课、看录像、发健康教育处方等形式进行分娩知识的介绍,有助于孕妇正确看待分娩过程和分娩所引起的不适,并加强自我了解和自我控制。主要内容包括:宫颈口扩张及伸展的过程,分娩过程的分期,胎先露下降的过程,以及产妇在分娩过程中可能接受的治疗和护理等。

（2）剖宫产术：是解决难产等高危妊娠的选择，有严格指征，且并发症的发生也较阴道分娩多。

2.减轻分娩不适的方法

（1）分娩教育：告知产妇分娩过程可能产生的疼痛及原因，疼痛出现的时间及持续时间，让产妇有充分的思想准备，增加自信性和自控感。研究表明，心理准备可以增加疼痛阈值和耐受性。

（2）拉梅兹分娩法：

1）廓清式呼吸：所有的呼吸运动开始和结束前均深吸一口气再完全吐出。

2）放松技巧：通过有意识放松某些肌肉逐步放松全身肌肉，产妇无皱眉、握拳或手臂僵直等肌肉紧张现象。

3）意志控制的呼吸：孕妇平躺于床上，头下、膝下各置一小枕。轻轻吸满气，之后用稍强于吸气的方式吐出，注意控制呼吸的节奏。在宫缩早期，用缓慢而有节奏性的胸式呼吸，频率为正常呼吸的 1/2；随着宫缩的频率和强度增加，采用浅式呼吸，频率为正常呼吸的 2 倍；宫口开大到 7~8cm 时，产妇的不适感最严重，采用喘息-吹气式呼吸，方法是先快速呼吸 4 次后用力吹气 1 次，维持此节奏，也可提升为6：1 或 8：1，产妇可视情况调整。注意不要造成过度换气。

4）划线按摩法：孕妇用双手指尖在腹部做环形运动或单手在腹部做横 8 字按摩，如腹部有监护仪，可按摩两侧大腿。

（3）按摩法：医护人员按压腰骶部的酸胀处或按摩子宫下部，以减轻产妇的痛感。在临产后特别是第二产程，助产士陪伴在旁，指导产妇的呼吸和放松运动，产妇在指导下进行吸气、呼气、屏气等动作。在宫缩间歇期，指导产妇放松、休息，恢复体力，减轻疼痛。

（4）暗示、转移方法：用音乐、图片、谈话等方法转移产妇对疼痛的注意，也可用按摩、热敷、淋浴等方法减轻疼痛，产妇可选择自由分娩体位。

三、妊娠期不适症状及其应对措施

（一）恶心、呕吐

常见的早孕反应症状，多在妊娠 6 周左右出现，12 周前后消失。指导孕妇避免空腹，清晨起床后可吃些饼干或面包干，少量多餐，饮食清淡；给予孕妇精神支持和鼓励，减少心理担忧。症状严重或妊娠 12 周后仍继续呕吐者，要及时就诊。

（二）尿频、尿急、夜尿增多

尿频、尿急常发生在妊娠前 3 个月及后 3 个月,多因压迫引起,若无任何感染征象,可给予解释,不必处理,孕妇无需通过减少液体摄入量来缓解症状。卧床休息或睡眠时,肾血流量增加,尿液增多,若影响睡眠可合理调整晚餐后的饮水时间和及饮水量。若出现尿痛、排尿困难、血尿等表现,需及时就诊。

（三）白带增多

指导孕妇每日清洗外阴,减少分泌物刺激,但严禁阴道冲洗。宜选择透气性好的棉质内裤并经常更换。于妊娠初 3 个月及末 3 个月明显,但应排除滴虫、霉菌、淋菌、衣原体等感染。

（四）水肿及下肢、外阴和直肠静脉曲张

妊娠期因下肢静脉压升高,易发生下肢水肿,下肢、外阴及直肠静脉曲张。应指导孕妇避免久站久坐,常变换体位;适当行走以收缩小腿肌肉或抬高下肢,也可穿弹力裤或袜,促进静脉回流;指导孕妇休息时取左侧卧位。会阴部有静脉曲张者,可臀下垫枕,抬高髋部,另需保持局部卫生,避免感染。需注意,妊娠期生理性水肿,经休息后多可消退,若发生下肢明显凹陷性水肿或经休息后不消退,应警惕病理情况。

（五）仰卧位低血压综合征

嘱左侧卧位后症状可自然消失,不必紧张。

（六）便秘

为妊娠期常见症状,指导孕妇增加饮水、进食富含纤维素的蔬菜水果,适当活动,养成定时排便的习惯,勿擅自使用轻泻剂等。

（七）腰背痛

指导孕妇穿低跟软底舒适的鞋;站立、下蹲、托举物品及爬楼梯时保持良好姿势,上身直立,膝部弯曲,避免弯腰;坐位需站立时,身体应先挪至座椅边缘,而后身体前倾,待重力转移至双脚后站起,卧位时应先侧身移至床旁,利用手肘力量慢慢坐起,待无头晕等不适时再站起。恰当活动锻炼腰背肌,佩戴腰带,局部热敷或理疗可减轻症状。疼痛严重者,须卧床休息时,宜睡硬床垫。

（八）下肢痉挛

多发生于妊娠晚期,夜间多见。指导孕妇避免腿部着凉、疲劳、伸腿时避免脚趾尖伸向前,走路时脚跟先着地;若考虑痉挛因钙磷不平衡引起,应限制含磷饮食(如牛奶)的摄入,必要时补充钙剂。下肢肌肉痉挛发作时,应坐立或站起背伸脚部,拉伸抽搐肌肉,也可配合局部热敷和按摩缓解痉挛。

（九）失眠

每日坚持户外活动,规律作息,睡前梳头,温水泡脚,饮热牛奶等方式均有助于入眠。

（十）贫血

孕妇应适当增加含铁食物的摄入,如动物肝脏、瘦肉、蛋黄、豆类等。因病情需要补充铁剂时,宜饭后服用,饮用富含维生素 C 的水果汁,避免饮茶,以促进铁的吸收,服用铁剂后大便可能会变黑,或可能导致便秘或轻度腹泻,向孕妇解释,不必担心。

四、临近分娩的相关准备

（一）精神准备

孕妇通过学习产后母婴护理知识与技术,了解新生儿喂养及护理知识,学会新生儿沐浴、抚触技术、换尿布等及母乳喂养的内容,增强信心,尽早做好角色转换的准备,用愉快的心情来迎接宝宝的诞生,丈夫应该给孕妇充分的关怀和爱护,周围的亲戚朋友及医务人员也必须给产妇一定的支持和帮助。

（二）身体准备

1. 睡眠休息　分娩时体力消耗较大,因此分娩前必须充分休息。

2. 生活安排　接近预产期的孕妇应尽量不外出和旅行,但也不要整天卧床休息,可选择轻微的、力所能及的运动。

3. 性生活　临产前绝对禁忌性生活,以免引起胎膜早破和产时感染。

4. 洗澡　住院前应洗澡,保持身体清洁。

（二）物品准备

分娩时所需要的物品,怀孕期间都要陆续准备好,分类归纳。

1. 产妇用物

（1）产妇的身份证、医保卡或公费医疗证、孕妇保健手册及住院费用等。

（2）根据气候准备适宜的衣服,要柔软、舒适和吸汗,厚薄适中。

（3）生活用品,如洗漱用品,消毒卫生巾、卫生纸、内衣、内裤、棉线袜、软底拖鞋、大小适宜的胸罩、毛巾、吸奶器等。

(4)分娩时需喝的饮料、吃的点心等。

2.婴儿用品

(1)新生儿衣服、包被、尿不湿或经消毒后的布尿片、小毛巾、脱脂棉、垫被,婴儿护肤柔湿巾。

(2)皮肤护理用品,如护臀霜、婴儿爽身粉、沐浴露、润肤油等。

(3)因医学指征需行人工喂养者应准备消毒好的奶瓶、奶粉、奶嘴等。

(4)有声响、色泽鲜艳,安全无毒的婴儿玩具。

第三章　分娩期妇女的护理技术

分娩是自然的生理过程,但分娩期妇女的生理和心理变化极大,为满足产妇在各产程的生理和心理需要,帮助产妇正确认识和主动参与分娩过程,使其顺利、安全、舒适地完成分娩,保障母婴安全,务必认真做好分娩期护理工作。

第一节　影响分娩的因素

妊娠 28 周(末次月经第 1 天开始计算)及以后的胎儿及其附属物(包括羊水、胎盘和胎膜),从母体全部娩出的过程,称为分娩(delivery)。妊娠满 28 周至不满 37 足周间分娩称为早产(premature delivery);妊娠满 37 周至不满 42 足周间分娩称为足月产(term delivery);妊娠 42 周及其后分娩称为过期产(postterm delivery)。

分娩发动的原因仍不清楚,目前认为人类分娩的发动是一种自分泌因子/旁分泌因子及子宫内组织分子信号相互作用的结果,使子宫由静止状态变成活动状态,其过程涉及复杂的生化和分子机制。

决定分娩的因素包括产力、产道、胎儿及待产妇的精神心理因素。产力为分娩的动力,但受产道、胎儿及待产妇精神心理因素的制约。若各因素均正常并能相互适应,胎儿能顺利经阴道自然娩出,为正常分娩。

一、产力

产力是分娩过程中将胎儿及其附属物从子宫内逼出的力量,包括子宫收缩力(简称宫缩)、腹肌及膈肌收缩力(简称腹压)和肛提肌收缩力。

(一)子宫收缩力

子宫收缩力是临产后的主要产力,贯穿于整个分娩过程。临产后的宫缩迫使宫颈管短缩直至消失、宫口扩张、胎先露部下降、胎儿和胎盘娩出。

临产后的正常宫缩具有以下特点。

1. 节律性　节律性宫缩是临产的重要标志之一。正常宫缩是子宫体部不随意的、有节律的阵发性收缩。每次宫缩总是由弱渐强(进行期),维持一定时间(极期),随后由强渐弱(退行期),直至消失进入间歇期(图 3-1),间歇期子宫肌肉松弛,宫缩如此反复出现,贯穿分娩全过程。

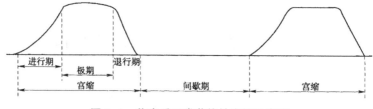

图 3-1 临产后正常节律性宫缩示意图

临产开始时,宫缩持续 30 秒,间歇期约为 5~6 分钟。随着产程进展,宫缩持续时间逐渐增长,间歇期逐渐缩短。当宫口开全后,宫缩可持续长达 60 秒,间歇期可缩短至仅 1~2 分钟,宫缩强度也随产程进展逐渐增加,子宫腔内压力于临产初期约升高至 25~30mmHg,于第一产程末可增至 40~60mmHg,于第二产程期间可高达 100~150mmHg,而间歇期仅为 6~12mmHg。宫缩时子宫壁血管及胎盘受压,导致子宫血流量减少,但间歇期子宫的血流量又恢复至原水平,胎盘绒毛间隙血容量增加,对胎儿十分有利。

2.对称性和极性 正常宫缩起自两侧子宫角部,迅速向子宫底中线集中,左右对称,然后以每秒约 2cm 的速度向子宫下段扩散,约 15 秒均匀协调地遍及整个子宫,此为宫缩的对称性。

宫缩以子宫底部最强、最持久,向下则逐渐减弱,子宫底部收缩力的强度约为子宫下段的两倍,此为宫缩的极性(图 3-2)。

3.缩复作用 子宫体部的肌肉在宫缩时,肌纤维缩短、变宽,间歇期肌纤维虽又重新松弛,但不能完全恢复原状而是有一定程度的缩短,这种现象称为缩复作用。缩复作用的结果,使子宫体变短、变

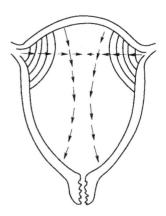

图 3-2 子宫收缩的对称性和极性

厚,宫腔容积逐渐缩小,迫使胎先露部下降,而子宫下段逐渐被拉长、扩张,宫颈管逐渐消失。

(二)腹肌及膈肌收缩力

腹肌及膈肌收缩力(简称腹压)是第二产程时娩出胎儿的重要辅助力量。宫口开全后,胎先露部下降至阴道。每当宫缩时,前羊水囊或胎先露部压迫盆底组织和直肠,反射性地引起排便感,产妇主动屏气并向下用力,腹肌及膈肌收缩使腹压增高,促使胎儿娩出。腹压必须在第二产程尤其第二产程末期宫缩时运用最有效,

过早使用腹压不但无效,反而易使产妇疲劳和宫颈水肿,致使产程延长。在第三产程胎盘剥离后,腹压可促使胎盘娩出。

（三）肛提肌收缩力

肛提肌收缩力可协助胎先露部在骨盆腔进行内旋转。当胎头枕部位于耻骨弓下缘时,在宫缩向下的产力和肛提肌收缩产生的阻力共同作用下使胎头仰伸和胎儿娩出。

二、产道

产道是胎儿娩出的通道,分骨产道与软产道两部分。

（一）骨产道

骨产道指真骨盆,其大小、形状与分娩关系密切,骨盆大小与形态对分娩有直接影响,故对于分娩预测首先应了解骨盆情况是否异常。

1. 骨盆各平面及其径线

（1）骨盆入口平面（plane of pelvic inlet）其前面为耻骨横支和耻骨联合上缘,两侧以髂耻缘为界,后面以骶岬和骶骨翼部为界。骨盆入口平面的径线（图 3-3）。

①入口前后径:即真结合径。耻骨联合上缘中点至骶岬上缘中点间的距离,平均长约 11cm,其长短与分娩关系密切。

②入口横径:左右髂耻缘间的最大距离,平均长约 13cm。

③入口斜径:左右各一。左骶髂关节至右髂耻隆突间的距离为左斜径;右骶髂关节至左髂耻隆突间的距离为右斜径,平均长约 12.75cm。

（2）中骨盆平面（midplane of pelvic）为骨盆最窄平面,其对胎头入盆后分娩产道阻塞有重要意义。此平面呈前后径长的纵椭圆形,其前方为耻骨联合下缘,两侧为坐骨棘,后方为骶骨下端。有 2 条径线（图 3-4）。

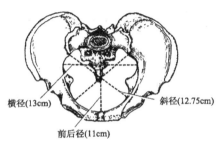

图 3-3　骨盆入口平面各径线

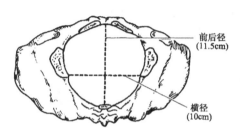

图 3-4　中骨盆平面各径线

①中骨盆前后径:耻骨联合下缘中点通过两侧坐骨棘连线中点至骶骨下端间的距离,平均长约11.5cm。

②中骨盆横径:也称坐骨棘间径,为两坐骨棘间的距离,平均长约10cm,是胎先露部通过中骨盆的重要径线,此径线与分娩有重要关系。

(3)骨盆出口平面(plane of pelvic outlet)为骨盆腔下口,由两个在不同平面的近似二角区组成,前三角平面顶点为耻骨联合下缘,两侧为耻骨降支;后三角平面顶点为骶尾关节,两侧为骶结节韧带和坐骨结节(图3-5)。骨盆出口平面有4条径线:出口前后径、出口横径、出口前矢状径和出口后矢状径。

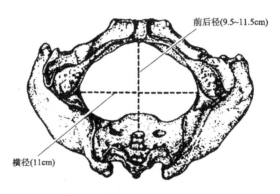

前后径(9.5~11.5cm)

横径(11cm)

图3-5 骨盆出口平面各径线

①出口前后径:耻骨联合下缘至骶尾关节间的距离,平均长约11.5cm。

②出口横径:两坐骨结节间的距离,也称坐骨结节间径,平均长约9cm。此径线与分娩关系密切,为胎先露部通过骨盆出口的径线。

③出口前矢状径:耻骨联合下缘中点至坐骨结节间径中点间的距离,平均长约6cm。

④出口后矢状径:骶尾关节至坐骨结节间径中点间的距离,平均长约8.5cm。当出口横径稍短,而出口横径与后矢状径之和大于15cm时,一般正常大小胎儿可以通过后三角区经阴道娩出。

2.骨盆倾斜度(obliquity of pelvis) 女性直立时,其骨盆入口平面与地平面所形成的角度,称为骨盆倾斜度。一般女性的骨盆倾斜度为60°(图3-6)。若骨盆倾斜度过大,常影响胎头衔接和挽出。

3.骨盆轴(axis of pelvis) 为连接骨盆各平面中点的假想曲线。此轴上段向下向后,中段向下,下段向下向前(图3-7)。分娩时,胎儿沿此轴娩出。

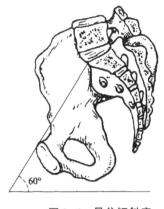
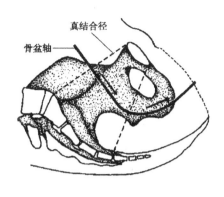

图 3-6 骨盆倾斜度 图 3-7 骨盆轴

(二)软产道

软产道是由子宫下段、宫颈、阴道、外阴及骨盆底组织构成的弯曲管道。

1. 子宫下段形成 子宫下段由非孕时长约 1cm 的子宫峡部形成。子宫峡部于妊娠 12 周后逐渐扩展成为子宫腔的一部分,至妊娠末期逐渐被拉长形成子宫下段。临产后的规律宫缩进一步拉长子宫下段达 7~10cm,肌层变薄成为软产道的一部分。由于子宫肌纤维的缩复作用,子宫上段肌壁越来越厚,子宫下段的肌壁被牵拉越来越薄,由于子宫上下段的肌壁厚薄不同,在子宫内面两者交界处有一环状隆起,称为生理缩复环(physiologic retraction ring)(图 3-8)。

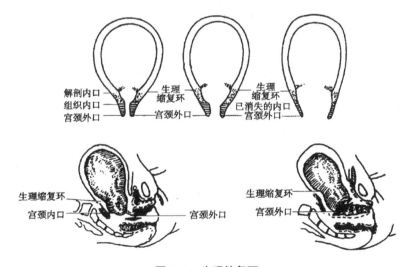

图 3-8 生理缩复环

2. 宫颈的变化

(1)宫颈管消失(effacement of cervix) 临产前的宫颈管长 2~3cm,初产妇较经产妇稍长。临产后的规律宫缩牵拉宫颈内口的子宫肌纤维及周围韧带,加之胎先露部前羊水囊呈楔状,致使宫颈内口向上向外扩张,宫颈管形成漏斗状,随后宫颈管逐渐变短直至消失。初产妇宫颈管消失于宫颈口扩张之前,经产妇因其宫颈管较松软,多为宫颈管消失与宫口扩张同时进行。

(2)宫口扩张(dilatation of cervix) 临产前,初产妇的宫颈外口仅容一指尖,经产妇则能容纳一指。临产后,宫口扩张主要是子宫收缩及缩复向上牵拉的结果。胎先露部衔接使前羊水子宫缩时不能回流,由于子宫下段的蜕膜发育不良,胎膜容易与该处蜕膜分离而向宫颈管突出形成前羊水囊,协助扩张宫口。胎膜多在宫口近开全时自然破裂。破膜后,胎先露部直接压迫宫颈,扩张宫口的作用更明显。随着产程的进展,宫口开全(10cm)时,妊娠足月的胎头方能娩出(图 3-9)。

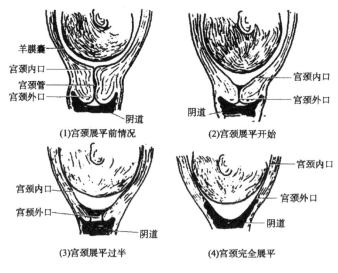

图 3-9　宫颈下段扩张和宫口扩张

(3)骨盆底、阴道及会阴的变化在分娩过程中,前羊水囊和胎先露部先扩张阴道上部,破膜后胎先露部下降直接压迫骨盆底组织,使软产道下段形成一个向前弯的长筒,前壁短后壁长,阴道外口开向前上方,阴道黏膜皱襞展平使腔道加宽。肛提肌向下及向两侧扩展,肌纤维拉长,使约 5mm 厚的会阴体变成 2~4mm 薄的组织,以利胎儿通过。阴道及骨盆底的结缔组织和肌纤维于妊娠晚期肥大、血管增粗,血运丰富。分娩时如保护会阴不当,易造成裂伤。

三、胎儿

胎儿能否顺利通过产道,除了产力和产道因素外,还取决于胎儿大小、胎位及有无畸形。

(一)胎儿大小

分娩过程中,胎儿大小是决定分娩难易的重要因素之一。分娩时,虽然骨盆大小正常,但由于胎儿过大致胎头径线过大,可造成相对性骨盆狭窄导致难产。胎头为胎儿最难娩出的部分,受压后缩小程度小。

1. 胎头颅骨　由两块顶骨、额骨、颞骨及一块枕骨构成。颅骨间膜状缝隙称颅缝,两顶骨之间为矢状缝,顶骨与额骨之间为冠状缝,枕骨与顶骨间为人字缝,颞骨与顶骨之间为颞缝,两额骨之间为额缝。两颅缝交界空隙较大处称囟门,位于胎头前方菱形称前囟(大囟门),位于胎头后方三角形称后囟(小囟门)(图3-10)。颅缝与囟门均有软组织覆盖,使骨板有一定的活动余地,胎头也有一定可塑性。在分娩过程中,通过颅骨轻度移位重叠使头颅变形,缩小头颅体积,有利于胎头娩出。胎儿过熟致颅骨较硬,胎头不易变形,也可导致难产。

2. 胎头径线主要有四条(图3-11)

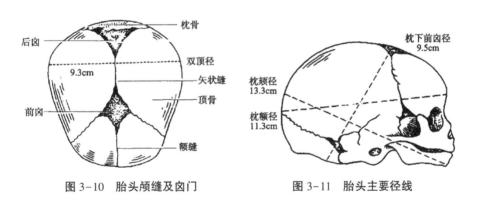

图3-10　胎头颅缝及囟门　　　　图3-11　胎头主要径线

(1)双顶径(biparietal diameter)　为两侧顶骨隆突间的距离,为胎头最大横径。临床常用B型超声检测此值来判断胎儿大小,妊娠足月时平均约9.3cm。

(2)枕额径(occipito-frontal diameter)　为鼻根上方至枕骨隆突间的距离,胎头以此径线衔接,妊娠足月时平均值约为11.3cm。

(3)枕下前囟径(suboccipitobregmatic diameter)　又称小斜径,为前囟中央至枕骨隆突下方的距离。胎头俯屈后以此径线通过产道,妊娠足月时平均值约9.5cm。

（4）枕颏径（occipito mental diameter）　又称大斜径，为额骨下方中央至后囟顶部间的距离。妊娠足月时平均值约 13.3cm。

（二）胎位（fetalposition）

胎位为先露部的指示点在产妇骨盆的位置，亦即在骨盆的四相位——左前、右前、左后、右后。枕先露的指示点为"枕"，即"O"；臀先露的指示点为"骶"，即"S"；面先露的指示点为"颏"，即"M"；肩先露为"肩"，即"Sc"。如枕先露，枕骨在骨盆左侧，朝前，则胎位为左枕前（LOA），为最常见胎位。

头先露时胎头先通过产道，较臀先露容易，矢状缝和囟门是确定胎位的重要标志。头先露时，由于分娩过程中颅骨重叠，使胎头变形、周径变小，有利于胎头娩出。臀先露时，较胎头周径小且软的胎臀先娩出，阴道扩张不充分，当胎头娩出时头颅又无变形机会，使随后胎头娩出困难。肩先露时，胎体纵轴与骨盆轴垂直或交叉，妊娠足月活胎不能通过产道，对母儿威胁极大。

（三）胎儿畸形

胎儿某一部分发育异常，如脑积水、连体儿等，由于胎头或胎体过大，通过产道常发生困难。

四、精神心理因素

随着医学模式的改变，人们已经开始关注精神心理因素对分娩过程的影响。虽然分娩是正常的生理现象，但对产妇来说是持久而强烈的应激过程。很多初产妇从各种渠道了解到有关分娩的负面信息，及其对分娩疼痛的恐惧，分娩安全性的不确定导致进入临产后精神高度紧张，甚至焦虑、恐惧状态。研究表明，产妇在分娩过程中普遍焦虑和恐惧倾向导致去甲肾上腺素减少，可使宫缩减弱而对疼痛的敏感性增加，强烈的宫缩又加重产妇的焦虑，从而造成恶性循环导致产妇体力消耗过大，产程延长。

同时待产室环境的陌生，产房中频繁叫嚷的噪声，以及逐渐变频变强的宫缩均会加剧产妇自身的紧张和恐惧。在分娩过程中，产科工作者应该耐心安慰产妇，讲解分娩的相关知识，鼓励产妇进食，保持体力，教会产妇分娩时的呼吸技术和躯体放松技术，以缓解产妇的焦虑和恐惧。有条件的医院应着力开展家庭式产房，允许丈夫或家人陪产，以便帮助产妇顺利度过分娩全过程。研究表明产妇抑郁情绪与活跃期、第二产程延长及产后出血有一定的相关性。所以在分娩过程中产妇的精神心理状态可明显的影响产程进展，应予以足够的重视。

第二节　正常分娩妇女的护理

一、枕先露的分娩机制

分娩机制(mechanism of labor)是指胎先露部在通过产道时,为适应骨盆各个平面的不同形态,被动地进行一系列适应性转动,以其最小径线通过产道的全过程。临床上枕先露最多见,故以枕左前为例说明其分娩机制,胎头的转动连续进行,可分解为7个动作,即衔接、下降、俯屈、内旋转、仰伸、复位及外旋转、胎儿娩出(图3-12)。

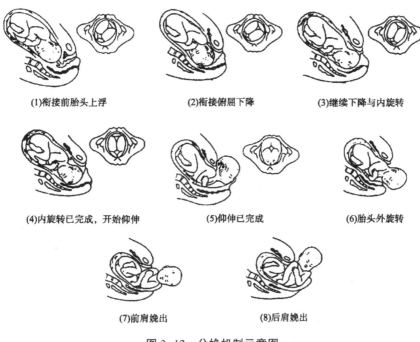

(1)衔接前胎头上浮　　(2)衔接俯屈下降　　(3)继续下降与内旋转

(4)内旋转已完成,开始仰伸　　(5)仰伸已完成　　(6)胎头外旋转

(7)前肩娩出　　(8)后肩娩出

图3-12　分娩机制示意图

(一)衔接(engagement)

胎头双顶径进入骨盆入口平面,胎头颅骨最低点接近或达到坐骨棘水平,称为衔接。胎头呈半俯屈状态进入骨盆入口,以枕额径衔接。由于枕额径大于骨盆入口前后径,胎头矢状缝坐落在骨盆入口右斜径上,胎头枕骨在骨盆左前方。部分初产妇胎头衔接可发生在预产期前1~2周,经产妇多在临产后胎头衔接。若初产妇

分娩开始后胎头仍未衔接,应警惕有无头盆不称。

（二）下降（descent）

胎头沿骨盆轴前进的动作称为下降。下降是胎儿娩出的首要条件,贯穿于整个分娩过程,与俯屈、内旋转、仰伸、复位及外旋转等动作相伴随。胎头的下降动作呈间歇性,当子宫收缩时胎头下降,间歇时胎头又稍退回。促使胎头下降的四个因素是:①宫缩时通过羊水传导的压力,由胎轴传到胎头;②宫缩时子宫底直接压迫胎臀,压力传至胎头;③胎体由弯曲而伸直、伸长,有利于压力向下传递,促使胎头下降;④腹肌收缩,使腹压增加,经子宫传递给胎儿。因宫口扩张缓慢和盆底软组织阻力大,初产妇胎头下降速度较经产妇慢。临床上将胎头下降的程度,作为判断产程进展的重要标志。

（三）俯屈（flexion）

当胎头下降遇到来自骨盆壁、骨盆底和扩张中的宫颈的阻力时,处于半俯屈状态的胎头借杠杆作用进一步俯屈,使胎儿的下颏紧贴胸部,并使胎头衔接时的枕额径(11.3cm)俯屈后变为枕下前囟径(9.5cm),以胎头的最小径线适应产道,有利于胎头进一步下降。

（四）内旋转（internal rotation）

当胎头下降至中骨盆时,胎头为适应骨盆纵轴而旋转,使其矢状缝与中骨盆及骨盆出口前后径相一致的动作称为内旋转。因中骨盆与骨盆出口前后径大于横径,枕先露时胎头枕部最低,遇到骨盆底肛提肌阻力,肛提肌收缩将胎儿枕部推向阻力小、部位宽的前方,枕左前位的胎头向前旋转45°,后囟转至耻骨弓下方,使胎头最小径线与骨盆的最大径线相一致,于第一产程末完成内旋转动作。

（五）仰伸（extension）

胎头经过内旋转后,俯屈的胎头达阴道外口,宫缩、腹压继续迫使胎头下降,而肛提肌收缩又将胎头向前推进,两者的合力使胎头沿骨盆轴下段向下向前的方向转向前,胎头枕骨下部达耻骨联合下缘时,以耻骨弓为支点,使胎头逐渐仰伸,胎头的顶、额、鼻、口、颏相继娩出。当胎头仰伸时,胎儿双肩径沿左斜径进入骨盆入口。

（六）复位及外旋转（restitution and external rotation）

胎头娩出时,胎儿双肩径沿骨盆入口左斜径下降。胎头娩出后,为使胎头与胎肩恢复正常解剖关系,胎头枕部向左旋转45°,称为复位。胎肩在盆腔内继续下降,前(右)肩向前向中线旋转45°,使胎儿双肩径转成与骨盆出口前后径相一致的方向,胎头枕部需在外继续向左旋转45°,以保持胎头与胎肩的垂直关系,称为外旋转。

(七)胎儿娩出

胎儿完成外旋转后,胎儿前(右)肩在耻骨弓下先娩出,随后胎体侧屈,后(左)肩也由会阴前缘娩出。胎儿双肩娩出后,胎体及胎儿下肢随之顺利娩出,至此完成胎儿分娩的全过程。

临产诊断:临产开始的标志为有规律且逐渐增强的子宫收缩,持续30秒或以上,间歇5~6分钟,同时伴随进行性宫颈管消失、宫口扩张和胎先露部下降。用镇静药物不能抑制临产。

二、产程分期

总产程(total stage of labor)即分娩全过程,是指从开始出现规律宫缩直到胎儿、胎盘娩出。临床上分为三个产程。

(一)第一产程(first stage of labor)

又称宫颈扩张期,从出现间歇5~6分钟的规律宫缩开始,宫颈管逐渐消失、扩张直至宫颈口完全扩张即

开全为止。初产妇的宫颈较紧,宫颈口扩张较慢,需11~12小时;经产妇的宫颈较松,宫颈口扩张较快,需6~8小时。

(二)第二产程(second stage of labor)

又称胎儿娩出期,从宫口开全到胎儿娩出。初产妇约需1~2小时,不应超过2小时;经产妇通常数分钟即可完成,但也有长达1小时者,不应超过1小时。

(三)第三产程(third stage of labor)

又称胎盘娩出期,从胎儿娩出后到胎盘胎膜娩出,约需5~15分钟,不应超过30分钟。

三、各产程的临床表现

(一)第一产程临床表现

1. 规律宫缩 产程开始时,出现伴有疼痛的子宫收缩,习称"阵痛"。开始时宫缩持续时间较短(20~30秒)且弱,间歇期较长(约5~6分钟)。随着产程的进展,持续时间渐长(50~60秒)且强度不断增加,间歇期渐短(2~3分钟)。当宫口

近开全时,宫缩持续时间可达 1 分钟以上,间歇期仅 1 分钟或稍长。

2. 宫口扩张　宫口扩张是临产后规律宫缩的结果。当宫缩渐频且不断增强时,宫颈管变软、变短、消失,宫颈展平和逐渐扩张。当宫口开全时,宫口边缘消失,与子宫下段及阴道形成宽阔的管腔,有利于胎儿通过。

3. 胎头下降　胎头能否顺利下降,是决定能否经阴道分娩的重要观察项目。胎头下降程度以胎头颅骨最低点与坐骨棘平面的关系标明:胎头颅骨最低点平坐骨棘平面时,以"0"表示;在坐骨棘平面上 1cm 时,以"-1"表示;在坐骨棘平面下 1cm 时,以"+1"表示,余依此类推(图 3-13)。一般初产妇在临产前胎头已经入盆,而经产妇临产后胎头才衔接。随着产程的进展,先露部也随之下降。胎头于潜伏期下降不明显,于活跃期下降加快,平均每小时下降 0.86cm。

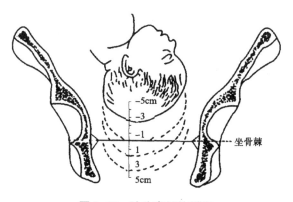

图 3-13　胎头高低的判定

4. 胎膜破裂　简称破膜。胎先露部衔接后,将羊水分隔为前、后两部分,在胎先露部前面的羊水量不多,约 100ml,称前羊水,形成前羊水的囊称胎胞。当宫缩继续增强时,前羊水囊的压力增加到一定程度,胎膜破裂称破膜。破膜多发生在子宫颈口近开全时。

(二)第二产程临床表现

1. 子宫收缩与破膜　宫口开全后仍未破膜,常影响胎头的下降,应行人工破膜。破膜后宫缩常暂时停止,产妇略感舒适,随后宫缩重现且其频率和强度达到高峰。宫缩每次持续时间可达 1 分钟,间歇期仅 1~2 分钟。

2. 胎儿下降及娩出

(1)排便感(sense of defecation):当胎头降至骨盆出口压迫盆底组织时,产妇有排便感,不由自主向下屏气。

（2）胎头拨露（head visible on vulval gapping）：随着产程进展，会阴逐渐膨隆和变薄，肛门松弛。宫缩时胎头露于阴道口，且露出部分不断增大，宫缩间期胎头又缩回阴道内，称为胎头拨露。

（3）胎头着冠（crowning of head）：随着产程进展，胎头露出部分逐渐增多，宫缩间歇期胎头不再缩回，称为胎头着冠，此时胎头双顶径超过骨盆出口（图3-14）。

（三）第三产程临床表现

1.子宫收缩 胎儿娩出后，宫底

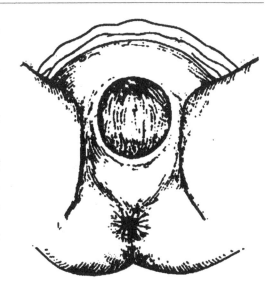

图3-14 胎头着冠

迅速下降至脐平，产妇略感轻松，宫缩暂停数分钟后再次出现。有效的子宫收缩可促进胎盘剥离。

2.胎盘剥离及娩出 胎儿娩出后由于宫腔容积突然缩小，而胎盘不能相应缩小与子宫腔发生错位发生剥离，剥离面出血形成胎盘后血肿。由于子宫继续收缩，剥离面积继续扩大，直到胎盘完全剥离而娩出。

3.阴道流血 正常分娩的出血量一般不超过300ml。

四、第一产程妇女的护理

【护理评估】

（一）生理评估

1.健康史 了解和记录孕妇的病史，全身及产科情况，重点了解婚育史、此次妊娠情况、有无高危因素、过敏史等。

2.身体状况

（1）一般情况 ①生命体征：测量孕妇的体温、血压、脉搏和呼吸频率并记录。一般第一产程宫缩时血压升高5~10mmHg，间歇期恢复原状，应间隔4~6小时测量一次，如发现血压升高应增加测量血压次数。②评估孕妇皮肤张力情况，有无水肿。

（2）子宫收缩 产程中必须连续定时观察并记录宫缩的规律性、持续时间、间歇时间和强度。

①触诊法:助产人员将手掌放于产妇腹壁上直接检查,宫缩时宫体部隆起变硬,间歇期松弛变软,并记录宫缩持续时间、强度、规律性及间歇期时间。每次至少观察3~5次宫缩,每间隔1~2小时观察1次。

②电子胎心监护仪:可客观反映宫缩情况,分为外监护和内监护两种类型。其中,外监护是将宫缩压力探头固定在产妇腹壁宫体近宫底部,每隔1~2小时连续描记30分钟或通过显示屏连续观察,为临床最常用。外监护可以准确记录宫缩曲线,可监测宫缩频率和宫缩持续时间,但所记录的宫缩强度不完全代表宫内的真实压力。

(3)宫口扩张及胎先露部下降 宫口扩张及胎头下降是产程进展的重要标志,是产程图中重要的两项内容,可通过肛门检查或阴道检查的方法了解宫口扩张及胎先露部下降情况。

根据宫口扩张情况第一产程可分为潜伏期和活跃期。潜伏期(latent phase)是指从出现规律宫缩开始至宫口扩张3cm。潜伏期宫口扩张速度缓慢,平均每2~3小时扩张1cm,约需8小时,最长时限为16小时,超过16小时称潜伏期延长。活跃期(active phase)是指宫口扩张3cm至宫口开全。活跃期宫口扩张速度明显加快,约需4小时,最长时限为8小时,超过8小时称活跃期延长。活跃期又划分3个时期:加速期:是指宫口扩张3~4cm,约需1.5小时;最大加速期:是指宫口扩张4~9cm,约需2小时;减速期:是指宫口扩张9~10cm止,约需30分钟(图3-15)。若观察发现宫口不能如期扩张,可能存在宫缩乏力、胎位异常、头盆不称等原因。

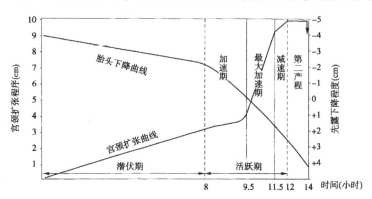

图3-15 宫口扩张与胎先露下降曲线分期的关系

①肛门检查:肛门检查可了解宫颈软硬度、位置、厚薄及宫颈扩张程度,是否破膜,并确定胎先露、胎方位及胎头下降程度。肛门检查适合在宫缩时进行,潜伏期

每2~4小时查1次;活跃期每1~2小时查1次。具体方法为:产妇取仰卧位,两腿屈曲分开,检查前用消毒纸遮盖阴道口避免粪便污染阴道。检查者站于产妇右侧,以戴指套的右手示指蘸取润滑剂后,轻轻置于直肠内,拇指伸直,其余各指屈曲以利食指深入。示指向后触及尾骨尖端,了解尾骨活动度,再触摸两侧坐骨棘是否突出并确定胎头高低,然后用指端掌侧探查宫口,摸清其四周边缘,估计宫颈管消退情况和宫口扩张厘米数。未破膜者在胎头前方可触及有弹性的前羊水囊;已破膜者能直接接触到胎头,若无胎头水肿,还能扪清颅缝及囟门位置,确定胎方位。

②阴道检查:阴道检查适用于肛查胎先露、宫口扩张及胎头下降程度不清,疑有生殖道畸形,疑有脐带先露或脱垂,轻度头盆不称经阴道试产4~6小时产程进展缓慢者。具体方法为:产妇排空膀胱后,取截石位,消毒外阴和阴道。检查者戴好口罩,消毒双手,戴无菌手套,铺无菌巾后用左(右)手拇指和食指将大小阴唇分开,右(左)手示指、中指蘸消毒润滑剂,轻轻插入产妇阴道,注意防止手指触及肛门及大阴唇外侧。因反复阴道检查可增加感染机会,故每次检查应尽量检查清楚,避免反复插入阴道。

(4)胎膜破裂及羊水观察胎膜多在宫口近开全或开全时自然破裂,前羊水流出。一旦胎膜破裂,应立即听胎心,并观察羊水的性状、颜色和流出量,记录破膜时间。

(5)胎心监测临产后应注意监测胎心的频率、规律性和宫缩之后胎心率的变化及恢复的速度等。胎心听取应在宫缩间歇时,潜伏期应每隔1小时听胎心1次,活跃期宫缩较频繁时,应每15~30分钟听胎心1次,每次听诊1分钟。如胎心异常,应增加听诊次数。临床通常使用电子胎心听诊器进行胎心监测。

3.相关检查 常用胎儿监护仪、多普勒仪监测胎儿宫内情况。

(二)心理社会评估

处于第一产程的初产妇,由于环境的陌生、宫缩所致的疼痛、缺乏分娩知识,加上产程时间长,产妇容易产生焦虑、紧张和急躁情绪,不能按时进食和很好的休息,精力和体力消耗较大,可能影响宫缩和产程进展(详见本章第三节分娩期焦虑与疼痛的护理)。

【常见的护理诊断/问题】

1.焦虑 与知识、经验缺乏有关。

2.疼痛 与逐渐增强的宫缩有关。

【护理措施】

(一)监测生命体征

每隔4～6小时,测量血压1次。若发现血压升高,或妊娠期高血压疾病及子痫病人,应酌情增加测量次数,并给予相应处理。

(二)监测产程进展

认真监测并记录胎心、子宫收缩、宫颈扩张和胎头下降程度、破膜及羊水的情况,如有异常情况及时通知医生,并积极寻找原因,协助进行处理。

(三)促进舒适

1.提供良好的环境　产房保持安静无噪声。

2.饮食　鼓励产妇少量多次进食高热量易消化食物,并注意摄入足够水分,以保证产程中充沛的体力和精力。

3.活动与休息　宫缩不强且未破膜时,产妇可在室内适当活动,有助于产程进展和减轻产痛。待产时产妇的体位应以产妇感到舒适为准。已破膜者应该卧床,如果胎头已衔接,取平卧位即可,如胎头未衔接或臀位、横位时,应取臀高位,以免发生脐带脱垂。

4.清洁卫生　因频繁宫缩使产妇出汗较多,加之阴道分泌物、羊水外溢等,产妇常有不适感,应协助产妇擦汗、更衣、更换床单等,大小便后及时会阴冲洗,保持清洁卫生,增进舒适感。

5.排尿及排便　应鼓励产妇每2～4小时排尿1次,以免膀胱充盈影响宫缩及胎头下降。因胎头压迫引起排尿困难者,必要时可导尿。初产妇宫口扩张<4cm,经产妇宫口扩张<2cm时叮行温肥皂水灌肠,既能避免分娩时粪便污染,又能产生反射作用刺激宫缩加速产程进展。但胎膜早破、阴道流血、胎头未衔接、胎位异常、有剖宫产史、宫缩很强估计1小时内将分娩者或患严重产科并发症、合并症如心脏病等,均不宜灌肠。

(四)疼痛护理

进行产前教育及产时指导,教会产妇减轻分娩疼痛的方法如呼吸训练和放松的方法。如产妇精神过度紧张,宫缩时喊叫不安,应安慰产妇,在宫缩时指导做深呼吸动作,也可用双手轻揉下腹部或腰骶部。必要时遵医嘱给予镇静止痛剂以缓解疼痛,产妇镇痛可适当的应用哌替啶50～100mg及异丙嗪25mg,可3～4小时肌注1次。也可选择连续性硬膜外麻醉镇痛。

（五）心理护理

认真评估,确定焦虑的程度,建立起良好的护患关系,做好解释工作,指导并鼓励产妇,以减轻焦虑。

五、第二产程妇女的护理

【护理评估】

（一）生理评估

1. 健康史　了解第一产程进展情况和胎儿宫内情况。

2. 身体状况　了解子宫收缩的持续时间、间歇时间、强度及胎儿情况;询问产妇有无排便感;观察胎头拨露和胎头着冠情况;估计胎儿大小,评估产妇会阴部情况,判断是否需要行会阴切开术。

3. 相关检查　用胎儿监护仪监测胎心率及基线变化,发现异常及时处理。

（二）心理社会评估

评估产妇目前的心理状态,有无焦虑、恐惧、急躁情绪,对自然分娩有无信心。

【常见的护理诊断/问题】

1. 疼痛　与宫缩及会阴部伤口有关。

2. 焦虑　与缺乏顺利分娩的信心及担心胎儿健康有关。

3. 有受伤的危险　与分娩中可能发生会阴裂伤、新生儿产伤有关。

【护理措施】

（一）心理护理

第二产程期间,助产士应陪伴在旁,及时告知孕妇产程进展情况,给予鼓励、支持和安慰,缓解孕妇的紧张和恐惧,同时协助其饮水,帮其擦汗等。

（二）观察产程进展

第二产程宫缩频且强,应密切观察子宫收缩有无异常,并密切监测胎心的变化。尤其注意观察胎心与宫缩的关系,若第二产程胎头娩出前,因脐带受压或受到牵拉出现变异减速属正常情况,但若出现胎心减慢且在宫缩后不恢复或恢复变慢,应结束分娩。如果发现第二产程延长,应及时查找原因,采取相应措施结束分娩,避免胎头长时间受压,引起胎儿窘迫、颅内出血等并发症发生。

（三）指导产妇正确用力

宫口开全后,应指导产妇正确用力。方法是让产妇双膝屈曲外展,双脚蹬在产床上,双手握住产床把手。一旦出现宫缩,产妇深吸气屏住,并向上拉把手,使身体向下用力如排便状,以增加腹压。子宫收缩间歇时,产妇呼气,全身肌肉放松,安静休息。当宫缩再次出现时再用同样的屏气用力动作,以加速产程的进展。当胎头着冠后,宫缩时不应再令产妇用力,以免胎头娩出过快而使会阴裂伤。

指导产妇正确用力十分重要,若用力不当,会使产妇消耗体力或造成不应有的软产道裂伤。尤其应注意的是宫口尚未开全,不可过早屏气用力,因当胎头位置低已深入骨盆到达盆底时,也可使产妇产生排便感并不自觉地用力。但此时用力非但不利于加速产程的进展,反而使宫颈被挤压在骨盆和胎头之间,从而使宫颈循环障碍而造成宫颈水肿,影响宫口开大而造成难产。

（四）接产准备

初产妇宫口开全,经产妇宫口扩张4cm且宫缩规律有力时,应将产妇送至产房,产妇和接生人员均应做好接生前的清洁消毒工作。

1.会阴消毒 产妇仰卧于产床上（或坐于特制的产椅上）,两腿屈曲分开,露出外阴部,在臀下放一便盆或塑料布,用消毒纱布球蘸肥皂水擦洗外阴部,顺序是大小阴唇、阴阜、大腿内上 1/3、会阴及肛门

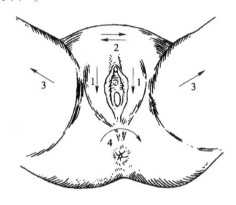

图 3-16　会阴消毒顺序

周围。然后用温开水冲洗掉肥皂水,为防止冲洗液流入阴道,用消毒干纱布盖住阴道口,最后以 0.1%新洁尔灭冲洗或涂以碘伏进行消毒,随后取下阴道的纱布球和臀下的便盆或塑料布,铺消毒巾于臀下（图 3-16）。

2.接生人员准备 助产士按常规外科的无菌操作刷手消毒、穿接生衣、戴消毒手套,然后打开产包,铺消毒单。检查产包内用物,按需添加物品如麻醉用物、新生儿吸管、产钳等,并准备新生儿用物。

（五）接产

1.接产的要领 产妇必须与接产人员充分合作;接产人员保护产妇会阴的同时协助胎头俯屈,让胎头以最小径线（枕下前囟径）在宫缩间歇时缓慢通过阴道口,是预防会阴撕裂的关键;控制胎肩娩出速度,胎肩娩出时也应注意保护会阴。

2.接产步骤 接产者站在产妇的右侧,当胎头拨露使阴唇后联合紧张时,开始保护会阴。具体方法如下:在会阴部盖上一块消毒巾,接产者右肘支在产床上,右

手拇指与其余四指分开,每当宫缩时手掌大鱼际肌向内上方托住会阴部,同时左手应轻轻下压胎头枕部,协助胎头俯屈,且使胎头缓慢下降。宫缩间歇期,保护会阴的右手应当松弛,以免压迫过久引起会阴部水肿。当胎头枕部在耻骨弓下露出时,左手应按分娩机制协助胎头仰伸。此时若宫缩强,应嘱产妇张口哈气以缓解腹压的作用,让产妇在宫缩间歇期稍向下屏气,以使胎头缓慢娩出。胎头娩出后,右手仍需保护会阴,不要急于娩出胎肩,而应先以左手自其鼻根向下颌挤压,挤出口、鼻内的黏液和羊水,然后协助胎头复位及外旋转,使胎儿双肩径与骨盆出口前后径相一致。接产者的左手将胎儿颈部向下轻压,使前肩自耻骨弓下先娩出,继之再托胎颈向上,使后肩从会阴前缘缓慢娩出。双肩娩出后,保护会阴的右手方可离开会阴部。最后双手协助胎体和下肢相继以侧位娩出,并记录胎儿娩出时间(图 3-17)。

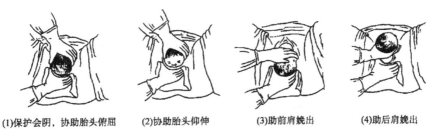

(1)保护会阴,协助胎头俯屈　(2)协助胎头仰伸　(3)助前肩娩出　(4)助后肩娩出

图 3-17　接产步骤

3. 会阴裂伤的诱因及预防

(1)会阴裂伤的诱因　会阴水肿,耻骨弓过低,胎儿过大,胎儿娩出过快等。

(2)会阴裂伤的预防　①指导产妇分娩时正确用力,防止胎儿娩出过快;②及时发现会阴、产道的异常,选择合适的分娩方式。如会阴坚韧、水肿或瘢痕形成,估计会造成严重裂伤时,可做较大的会阴切开术或改行剖宫产术;③提高接生操作技术,正确保护会阴;④初产妇行阴道助产前应做会阴切开,切开大小根据胎儿大小及会阴组织的伸展性。助产时术者与助手要密切配合,要求胎头以最小径线通过会阴,且不能分娩过快、过猛。

4. 会阴切开

(1)会阴切开的指征　会阴过紧或胎儿过大,产钳或吸引器助产,估计分娩时会阴撕裂不可避免者,或母儿有病理情况急需结束分娩者。

(2)会阴切开的时间　①一般在宫缩时可看到胎头露出外阴口 3~4cm 时切开,可以防止产后盆底松弛,避免膀胱膨出,直肠膨出及尿失禁;②也有主张胎头着冠时切开,可以减少出血;③决定手术助产时切开。过早的切开不仅无助于胎儿的娩出,反而会导致出血量的增加。

(3)会阴切开术(episiotomy) 包括会阴后-侧切开术和会阴正中切开术。常用以下两种术式:

①会阴左侧后-侧切开术:会阴部神经阻滞及局部浸润麻醉生效后,术者子宫缩时以左手食指和中指伸入阴道内撑起左侧阴道壁,右手用钝头剪刀自会阴后联合中线向左侧45°,在宫缩开始时剪开会阴4~5cm。若会阴高度膨隆则需外旁开60°~70°。若会阴体短则以阴唇后联合上0.5cm处为切口起点。

②会阴正中切开术:局部浸润麻醉后,术者子宫缩时沿会阴后联合正中垂直剪开2cm。此法切开球海绵体肌及中心腱,出血少,术后组织肿胀疼痛轻微。但切口有自然延长撕裂肛门括约肌危险,胎儿大或接产技术不熟练者不宜采用。

(4)会阴缝合 一般在胎盘娩出后,检查软产道有无裂伤,然后缝合会阴切口。会阴缝合的关键必须彻底止血,重建解剖结构。缝合完毕后需行肛指检查缝线是否穿过直肠黏膜,如确有缝线穿过黏膜,则应拆除重建。

5.会阴擦洗/冲洗

(1)目的 ①保持会阴清洁,使病人舒适;②观察会阴及伤口情况;③预防感染;④观察恶露情况;⑤拆除会阴缝线。

(2)适应证 ①妇科或产科手术后,留置导尿管者;②会阴部手术术后病人;③产后会阴有伤口者;④长期卧床的病人。

(3)操作方法 操作者戴一次性手套,将会阴擦洗盘放至床边,用一把镊子或消毒卵圆钳夹取干净的药液棉球,用另一把镊子或卵圆钳夹住棉球进行擦洗。一般擦洗3遍,擦洗的顺序为第1遍时自耻骨联合一直向下擦至臀部,先擦净一侧后换一棉球同样擦净对侧,再取一棉球自阴阜向下擦净中间。自上向下、自外向内,初步擦净会阴部的污垢、分泌物和血迹等;第2遍的顺序为自内向外,或以伤口为中心向外擦洗,每擦洗一个部位更换一个棉球。擦洗时均应注意最后擦洗肛门,并将擦洗后的棉球丢弃。第3遍顺序同第2遍。必要时,可根据病人的情况增加擦洗的次数,最后用干纱布擦干。

(4)护理要点 擦洗时,应注意观察会阴部及伤口周围组织有无红肿、分泌物及伤口愈合情况,发现异常及时记录并通知医生;进行会阴冲洗时,应用无菌纱球堵住阴道口,防止污水进入阴道导致上行感染;产后及会阴部手术的患者每次排便后均应擦洗会阴,预防感染。

六、第三产程妇女的护理

【护理评估】

(一)生理评估

1.健康史　了解第一产程、第二产程的经过及其处理。

2.身体评估

(1)新生儿

①Apgar评分:新生儿Apgar评分是根据新生儿的心率、呼吸、肌张力、喉反射及皮肤颜色进行评分,每项0~2分,满分为10分,0~3分为重度窒息,4~7分为轻度窒息,8~10分为正常(表3-1)。

表3-1　新生儿Apgar评分

体征	0分	1分	2分
每分钟心率	0	少于100次	100次及以上
呼吸	0	浅慢,不规则	佳
肌张力	松弛	四肢稍屈曲	四肢活动好
喉反射	无反射	有些动作	咳嗽、恶心
皮肤颜色	苍白	青紫	红润

②一般状况:评估新生儿身高、体重,及体表有无畸形。

(2)胎盘胎膜娩出情况

①胎盘剥离的征象:子宫体变硬呈球形,胎盘剥离后降至子宫下段,下段被扩张,子宫体呈狭长形被推向上,宫底升高达脐上;剥离的胎盘降至子宫下段,使阴道口外露的一段脐带自行延长;若胎盘从边缘剥离时有少量阴道流血,若胎盘从中间剥离时则无阴道流血;用手掌尺侧在产妇耻骨联合上方轻压子宫下段时,子宫体上升而外露的脐带不再回缩。

②胎盘娩出的方式:胎儿面娩出式,即胎盘以胎儿面娩出,这种娩出方式多见。胎盘从中央开始剥离,然后向周围剥离,剥离血液被包于胎膜内。其特点是胎盘先娩出,随后见少量的阴道流血。母体面娩出式,即胎盘以母体面娩出,这种方式较少见。胎盘从边缘开始剥离,血液沿剥离面流出,最后整个胎盘反转娩出。其特点是先有较多的阴道流血随后胎盘娩出。

③胎盘胎膜的完整性:胎盘娩出后评估胎盘胎膜是否完整,有无胎盘小叶或胎

膜残留,胎盘周边有无断裂的血管残端,判断是否有副胎盘。

(3)会阴部评估　胎盘娩出后仔细评估会阴部、小阴唇内侧、尿道口、阴道、阴道穹窿及宫颈有无裂伤,会阴切口有无延裂。会阴裂伤分为:Ⅰ度仅见会阴后联合、会阴皮肤及黏膜裂伤;Ⅱ度除以上裂伤外,还有会阴肌肉的裂伤,但肛门括约肌未损伤;Ⅲ度见会阴体、肛门括约肌完全断裂,甚至直肠裂伤。

(4)产后宫缩及阴道出血量评估　产后密切观察 2 小时,评估产后宫缩情况,宫底高度、阴道出血量、会阴及阴道有无血肿等,发现异常及时处理。

(二)心理社会评估

产妇对新生儿的性别、健康及外形是否满意,有无焦虑、烦躁,甚至憎恨的情绪。

【常见的护理诊断/问题】

1. 外周组织灌注量改变　与产后出血有关。

2. 潜在并发症　新生儿窒息、产后出血。

3. 有父母不称职的危险　与产后疲惫、会阴切口疼痛或新生儿性别不理想有关。

4. 有母子依恋关系改变的危险　与疲乏、会阴切口疼痛或新生儿性别不理想有关。

【护理措施】

(一)新生儿护理

1. 清理呼吸道　胎头娩出后应立即将其鼻腔和口腔中的羊水和黏液挤出,胎儿娩出后应继续用吸痰管轻吸新生儿鼻腔和口腔中残余的羊水和黏液,当确认呼吸道内羊水和黏液已吸净而新生儿仍未啼哭时,可轻拍其足底和背部,新生儿大声啼哭,表示呼吸道已通畅。

2. Apgar 评分　新生儿 Apgar 评分为 4~7 分,需清理呼吸道、人工呼吸、吸氧、用药等;0~3 分缺氧严重,需紧急抢救,行气管内插管并给氧。缺氧较严重的新生儿,应在出生后 5 分钟,10 分钟再分别评分,直至连续两次均≥8 分为止。出生后 1 分钟的 Apgar 评分主要反映宫内情况,而 5 分钟及以后评分则是新生儿预后的指标。

3. 处理脐带　在距脐带根部约 1.5cm 处钳夹第一把血管钳,用手自第一把血管钳处向脐带远端加压挤出脐血管内残留血液,在距第一把血管钳约 3.5cm 处钳夹第二把血管钳(尽量使两把血管钳之间无残留血液,以避免断脐时脐带内血液飞溅污染术者），在两把血管钳之间剪断脐带。在距脐带根部约0.5cm处剪断并结扎脐带，无菌纱布保护脐带断端周围，消毒脐带残端，药液不可接触新生儿皮肤，以免灼伤。待脐带断端干燥后用无菌纱布外包扎。

4.一般护理　新生儿处理脐带后擦净面部及足底的胎脂及血迹，打新生儿足印及母亲拇指印于新生儿病历上。对新生儿做详细体格检查，系以标明新生儿性别、体重、出生时间、母亲姓名和床号的手腕带和包被。将新生儿送至母亲的怀抱进行母乳喂养。

（二）协助胎盘娩出

正确处理胎盘娩出，可减少产后出血的发生率。当确认胎盘完全剥离时，于宫缩时以左手握住宫底（拇指置于子宫前壁，其余四指放在子宫后壁）并按压，同时右手轻拉脐带、协助娩出胎盘。接产者切忌在胎盘尚未完全剥离之前，用手按揉、下压宫底或牵拉脐带，以免引起胎盘部分剥离出血或拉断脐带，甚至造成子宫内翻（inversion of uterus）。

当胎盘娩出至阴道口时，接产者用双手捧住胎盘，向一个方向旋转并缓慢向外牵拉，协助胎盘胎膜完整剥离娩出。若发现胎膜部分断裂，可用血管钳夹住断裂上端的胎膜，再继续向原方向旋转，直到胎膜完全娩出（图3-18）。

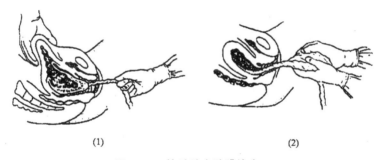

(1)　　　　　　　　　　　　(2)

图 3-18　协助胎盘胎膜娩出

（三）检查胎盘胎膜的完整性

将胎盘铺平，先检查胎盘母体面的胎盘小叶有无缺损，疑有缺损是可采用Küstener牛乳测试法，即从胳静脉注入牛乳，若见牛乳自胎盘母体面溢出，则溢出部位为胎盘小叶缺损部位。

然后将胎盘提起，检查胎膜是否完整。再检查胎盘胎儿面边缘有无血管断裂，以便及时发现副胎盘。副胎盘为另一个小胎盘与正常的胎盘分离，但两者间有血管相连。若有副胎盘、部分胎盘或大块胎膜残留，应无菌操作伸手入子宫腔内取出残留组织。若仅有少量胎膜残留，可给予子宫收缩剂待其自然排除。

（四）检查软产道

胎盘娩出后，应仔细检查软产道，即会阴、小阴唇内侧、尿道口周围、前庭、阴道和宫颈有无裂伤，如有裂伤应逐层缝合。

（五）预防产后出血

正常分娩出血量多不超过300ml。对既往有产后出血史或易发生产后出血的产妇（如分娩次数≥5次的多产妇、多胎妊娠、羊水过多、滞产等），可在胎儿前肩娩出时缩宫素10U加于25%葡萄糖液20ml内静注，也可在胎儿娩出后立即经胎盘脐静脉快速注入加有10U缩宫素的生理盐水20ml，均能促使胎盘迅速剥离减少出血。

若胎盘尚未完全剥离而阴道出血多时，应行手取胎盘术。若胎儿已娩出30分钟，胎盘仍未排出，出血不多时，应排空膀胱，再轻轻按压子宫及静注缩宫素，仍不能排出胎盘时，再行手取胎盘术。若胎盘娩出后出血量较多时，可经下腹部直接注入宫体肌壁内或肌注麦角新碱0.2~0.4mg，并将缩宫素20U加于5%葡萄糖液500ml内静脉滴注。

（六）产后观察

分娩结束后应仔细收集并记录产时的出血量。胎儿娩出后2小时内是产后出血发生的高峰期，产妇继续留产房观察2小时。对有可能发生产后出血的产妇，应重点观察。①观察生命体征。对于脉搏增快、血压下降的产妇应警惕产后出血的发生，尤其产后短期内，产妇血压下降同时伴主诉肛门坠胀感、便意感，应注意检查阴道后壁有无血肿，有血肿者应及时手术处理。②观察子宫收缩情况。注意检查子宫底的高度、子宫轮廓及软硬度。若子宫圆而硬、轮廓清楚、宫底高度如期下降，提示子宫收缩良好；若子宫软、轮廓不清楚、阴道流血多或子宫底升高、流血量不多（宫内积血），提示子宫收缩不良，需按摩子宫促进子宫收缩和子宫内积血的排出。③观察阴道流血量，正常分娩产后出血一般不超过300ml。④观察膀胱是否充盈，若膀胱充盈，则妨碍子宫有效收缩。因此产后4小时内应鼓励和协助产妇排尿，排空膀胱。

（七）促进舒适

第三产程结束后，清理臀下污物，清洁外阴，为产妇更换衣服，垫好会阴垫，注意保暖，使其安静休息。对产时进食少、出汗多、产程长者及时给予易消化、高营养的温热饮料及食物，以恢复体力。

（八）心理护理

协助产妇与新生儿进行皮肤接触,做到早接触、早吸吮、早开奶,帮助产妇接受新生儿,建立情感支持。

第三节　分娩期焦虑与疼痛的护理

一、焦虑妇女的护理

【概述】

分娩是一种正常的生理现象,但也是一种强烈的生理心理应激过程。焦虑(anxiety)是人对环境中即将来临、可能会造成危险和灾难而又难以应付的情况产生的一种不愉快的情绪状态,由紧张、不安、焦虑和恐惧等主观感受交织而成。由于分娩过程中存在许多不确定性和不适感,很多产妇临产后情绪紧张,常处于焦虑心理状态。而焦虑又可影响分娩的进程,可能导致子宫收缩乏力、产程延长及胎儿窘迫等。因此,减轻产妇的焦虑是产科护理工作的重要环节。

【护理评估】

（一）生理评估

1. 健康史　了解产妇受教育程度、婚姻状况、个性特征及家庭关系、社会经济状况;评估产妇孕产史、对分娩知识的了解情况、参与产前教育情况;评估产妇以往面临问题的态度,焦虑的程度及其应对方式。

2. 身体状况　处于焦虑状态的产妇在生理方面表现为心跳和呼吸加快、血压升高、出汗、恶心或呕吐、尿频、食欲下降、睡眠障碍等。由于焦虑的严重程度不同和个体承受能力的差异,产妇可表现出轻度、中度或重度等不同程度的焦虑。

（二）心理社会评估

焦虑的产妇在情感方面自述无助感、对分娩缺乏自信、预感不幸,常表现为激动、哭泣、烦躁、易激惹等;认知方面表现为注意力不集中、认知范围缩小等。

【常见的护理诊断/问题】

1. 焦虑　与未知分娩过程和结果有关。

2. 个人应对无效　与过度焦虑及未能运用应对技巧有关。

【护理措施】

(一)提供个体化的产前教育

入院后,针对产妇自身的受教育程度、个性特征及心理特点,提供个体化的产前教育。宣教的内容包括影响分娩的因素、分娩先兆、分娩过程、自然分娩的好处等,增强产妇自然分娩的信心。减少不必要的检查,进行必要的检查和治疗活动前给予解释和指导。

(二)营造舒适的待产环境

提供安静、舒适、温馨的待产环境,以增加产妇的安全感,消除陌生感和对未知的恐惧感,允许产妇家属的陪伴,消除因家人不在身边的无助和恐惧。

(三)建立良好的护患关系

尊重产妇,接受产妇因剧烈疼痛和不适所导致的各种行为表现;态度和蔼,语言亲切,不断地安慰、鼓励和支持产妇,使其对分娩充满信心;做到有效沟通,认真听取产妇的叙述,及时回答产妇的提问,给予心理支持;必要时采用非语言沟通方式,如按摩、握手等方式转移产妇的注意力。

(四)协助产妇获得社会支持

产前向产妇的丈夫及家人讲述分娩的相关知识,及产妇在分娩过程中将要承受的疼痛和不适,鼓励家人积极参与,给予理解和支持。有条件的医院可允许丈夫或家人在经过培训后进行陪伴分娩。

二、疼痛妇女的护理

【概述】

疼痛是一种与组织损伤或潜在损伤相关的不愉快的主观感觉和情感体验。换言之,疼痛既是一种生理感觉,又是对这一感觉的情感反应。分娩期疼痛是每一位产妇都要经历的不适之一,剧烈疼痛产生的神经内分泌反应可以引起胎儿和母体的一系列病理生理变化,如孕妇发生血管收缩、胎盘血流减少、酸中毒等,因此良好的分娩镇痛非常有意义,医护人员需通过科学的方法减轻分娩疼痛,使产妇顺利度过分娩过程,同时促进产后恢复及亲子行为。

(一)分娩疼痛的发生机制

分娩疼痛主要来自子宫收缩、宫颈扩张、盆底组织受压、阴道扩张、会阴拉长,其主要感觉神经传导至胸$_{11}$~骶$_4$脊神经后,经脊髓上传至大脑痛觉中枢,引起分娩疼痛。

（二）分娩疼痛的特点

分娩疼痛是产妇在阴道分娩时感到的疼痛，是一种独特的疼痛，有个体差异性。不同的产妇感受到疼痛的程度亦不同，大部分产妇认为分娩疼痛是难以忍受的剧烈疼痛，甚至无法用语言描述，少部分产妇认为分娩疼痛是可以忍受的中等程度或轻微的疼痛。对于疼痛性质的描述通常为"痉挛性、压榨性、撕裂样疼痛"，且随宫缩强度的加大而逐渐加剧。同时分娩疼痛具有时间局限性和特征性，有别于其他病理性疼痛。

（三）影响分娩疼痛的因素

产妇对分娩疼痛的反应因人而异，受其心理因素、身体因素及社会文化背景等的影响。

1. 心理因素 产妇的情绪、情感及态度经常影响分娩疼痛。产妇害怕疼痛、难产、胎儿畸形等，产生焦虑和恐惧的心理，易增加对疼痛的敏感性。同时产妇自身的意志力也会影响分娩疼痛，疼痛时，有人哭闹、喊叫，意志力较强的人可能会选择暗自忍受。

2. 身体因素 产妇的年龄、产次、痛经史、难产、分娩的体位等因素交互影响分娩疼痛。随着年龄增长，疼痛经验增加，产妇对疼痛的认识和理解力增强，并能采取措施减轻或缓解疼痛；经产妇的宫颈在分娩发动前开始变软，因而对疼痛的感觉较初产妇轻；有痛经史者的产妇血液中分泌更多的前列腺素，会引起强烈的子宫收缩，从而产生剧烈的疼痛；难产时虽产程停滞，但仍有正常宫缩，常伴随更为剧烈的疼痛；产妇分娩的体位可分为仰卧位和坐位，两者虽有各自的优缺点，但就疼痛而言，坐位疼痛较轻。

3. 社会因素 待产室和产房的环境及氛围，助产人员的态度，产妇对分娩过程的认知，其他产妇的表现，产妇家属的鼓励与支持程度等均影响分娩疼痛，若产妇感到孤立无援或无助，则会增加痛感。

4. 文化因素 产妇的家庭文化背景、受教育程度、信仰等是影响分娩疼痛的重要因素。同时，助产人员的文化背景也会影响产妇对疼痛的态度。

【护理评估】

（一）生理评估

1. 健康史 了解产妇的年龄、婚姻状况、文化程度、既往孕产史、本次妊娠情况、产前教育情况、对分娩的了解程度等。详细询问产妇过去对待疼痛的感知、耐受性及对疼痛的处理方法,并了解产妇及其家属对分娩的态度、对镇痛分娩的反应及需求。

2. 身体状况　通过观察、交谈及疼痛测量工具对产妇的分娩疼痛做全方位的评估。常用的疼痛测量工具有视觉类似评分法、数字等级评分法、语言等级评分法、简化版麦-吉问卷等。

(1)疼痛对母体的影响　疼痛可使产妇出现心率加快、血压升高、呼吸急促、出汗等生理反应,大多数产妇对分娩疼痛的表述为身不由己、失去控制、疲惫不堪,外在表现为呻吟、坐立不安、愁眉苦脸、咬牙、哭泣等。

(2)疼痛对胎儿的影响　产妇的疼痛使子宫的血流量、胎盘的血液供应减少,易导致胎儿宫内窘迫、产程延长、新生儿窒息等。

(二)心理社会评估

评估产妇平时面对问题的态度、应对方式;产妇及家属对本次妊娠、分娩的期待程度;产妇支持系统的情况。

【常见的护理诊断/问题】

1. 焦虑　与疼痛频繁发作有关。

2. 恐惧　与剧烈疼痛有关。

3. 个人应对无效　与过度疼痛及未能运用应对技巧有关。

【护理措施】

(一)一般护理

1. 营造舒适的产房环境　营造温馨、安全、舒适的家庭化产房,及时补充热量和水分,并提供产球等设施协助产妇采取舒适的体位。

2. 建立良好的护患关系　尊重并充分理解产妇,对产妇态度和蔼,并尽量陪伴产妇;随时告知产程进展情况,对每项必要的检查及治疗事先给予解释与指导,做到有效沟通;给予产妇足够的鼓励与支持,可通过触摸、按摩的方式尽量减轻产妇的不适感。产时的心理关怀与产后的心理支持,预防产后抑郁的发生。

(二)非药物性分娩镇痛干预

1. 产前教育　通过产前教育,告知产妇分娩过程、可能产生的疼痛及原因、减轻分娩疼痛的方法、产时的呼吸技术等,让孕妇有充分的思想准备,正确认识分娩过程,增加分娩自信和自控感。

2. 集中和想象　集中注意力和分散注意力技术有益于帮助产妇缓解分娩疼痛。宫缩时,通过注视图片或固定的物体等方法转移产妇的注意力,从而有效缓解对疼痛的感知;分娩过程中让产妇积极地想象生活中最愉快的事情,同时进行联想诱导,使产妇停留在愉快的情景之中,可帮助产妇放松,减轻疼痛。

3. 音乐疗法　产前定期对产妇进行音乐训练,产程中使产妇聆听自己最喜欢、最熟悉的音乐,使产妇的注意力从宫缩疼痛转移到音乐旋律上,起到最佳的镇痛效果。

4. 导乐陪伴分娩　导乐陪伴分娩指在整个分娩过程中有一位富有生育经验的妇女时刻陪伴在产妇身边,不断提供生理、心理、情感上的支持,随时给予分娩指导和帮助,充分调动产妇的主观能动性,使其主动参与分娩过程,从而推动产程进展,顺利完成分晚过程。根据产妇的需求和医院的条件可选择丈夫或女性家属、接受过专门培训的专职人员、医护人员等陪伴。

5. 水中分娩　水中分娩在国外已有 200 余年历史,1805 年法国的 Embry 最早使用了这项技术。2003 年上海市开展中国首例水中分娩。水中分娩有其自身的优点和缺点,优点:在水中便于孕妇休息和翻身,采取不同体位使盆底肌肉放松,促进宫颈扩张,从而缩短产程;减少会阴裂伤;具有产时镇痛的作用,减少了麻醉药物、镇痛药物以及催产素的应用。缺点:感染;产后出血;新生儿肺部水吸入、溺水等。由于我国开展水中分娩时间较短,为确保母婴安全,适应证相对较少,禁忌证相对较多。

(三) 药物性分娩镇痛

非药物性镇痛方法不能有效缓解分娩疼痛,可选用药物性镇痛方法。

1. 药物镇痛的原则　对产妇及胎儿不良作用小;药物起效快,作用可靠,便于给药;避免运动阻滞,不影响宫缩和产妇运动;产妇清醒,能配合分娩过程。

2. 药物镇痛的方法

(1)吸入镇痛指吸入亚麻醉剂量药物达到镇痛目的。常用药物有氧化亚氮、氟烷、恩氟烷。氧化亚氮经流量挥发器给予,其浓度为 40%~50%,但需与恩氟烷合用。其优点是起效快,苏醒快,但应用是需防止产妇缺氧或过度通气。

(2)连续硬膜外镇痛指经硬膜外途径连续输入稀释局麻药和脂溶性阿片类镇痛药。优点为镇痛平面恒定,能减少对运动的阻滞,增加镇痛效果。常用药为布比卡因、芬太尼、哌替啶。

(3)腰麻–硬膜外联合阻滞适用于提供持续性运动及满意的第一产程镇痛。第二产程宫缩强烈时,往往需要联合应用局麻药和镇痛药。优点是起效快,用药剂量少,运动阻滞较轻。

(4)微导管连续蛛网膜下腔麻醉镇痛用 28G 导管将舒芬太尼和布比卡因按比

例注入蛛网膜下腔镇痛,适用于第一、第二产程。

3. 药物镇痛的注意事项　注意观察药物的不良反应,如恶心、呕吐、呼吸抑制等;同时严密观察硬膜外麻醉的并发症,如硬膜外血肿、神经根损伤等,一旦发生异常,应立即终止镇痛,按医嘱对症治疗。

分娩镇痛只能减轻痛感而并不是完全无痛,应帮助产妇正确认识分娩过程,根据自身的情况,选择适合的分娩镇痛方法。

第四章　产褥期妇儿的护理技术

产褥期是指产妇全身各器官(除乳腺外)从胎盘娩出至恢复至正常未孕状态所需的一段时期,一般约6周。这一时期产妇身体各系统发生了较大的生理变化,需要一段时间调适;同时,伴随着新生儿的出生,产妇及其家庭也将经历一系列的心理和社会的适应过程。护理人员应了解产褥期妇女生理及心理调适过程,做好产妇及新生儿的护理,促进母婴健康。

第一节　正常产褥期母体变化

一、产褥期妇女的生理变化

(一)生殖系统

产褥期母体各个系统均发生变化,其中以生殖系统变化最为显著。

1. 子宫　妊娠子宫自胎盘娩出后逐渐恢复至未孕状态的过程称子宫复旧(involution of uterus),包括子宫体和子宫颈的复旧。子宫是产褥期变化最大的器官。

(1)子宫体:子宫体的复旧主要包括宫体肌纤维的缩复和子宫内膜的再生。子宫复旧不是肌细胞数目的减少,而是产后宫体肌纤维产生强烈收缩,子宫壁血管受压闭锁,局部缺血,肌纤维的胞质蛋白发生自体溶解作用后而使肌细胞体积明显缩小。随着肌纤维的不断缩复,子宫体积和重量逐渐减少。产后1周子宫缩小至约妊娠12周大小,在耻骨联合上方可触及;产后10日子宫降至骨盆腔内,腹部检查触及不到宫底;产后6周子宫基本恢复至孕前大小。分娩结束时子宫重量约为1000g,产后1周时约为500g,产后2周时约为300g,产后6周时逐渐恢复至50~70g。同时,胎盘娩出后子宫胎盘附着面立即缩小一半,血管压缩变窄和栓塞,出血逐渐减少直至停止,创面表层蜕膜逐渐坏死脱落,随恶露自阴道排出;紧贴肌层的子宫内膜基底层逐渐再生出新的功能层,这一过程约需3周,但胎盘附着面的子宫内膜恢复较慢,约需6周。

(2)子宫颈:胎盘娩出后,子宫颈松软壁薄,外口呈环形如袖口。产后2~3日宫颈口可容纳2指;产后1周宫颈内口闭合,宫颈管复原;大约产后4周宫颈恢复至未孕状态。但由于分娩时宫颈外口常在 3 点和 9 点处发生轻度裂伤,使初产妇宫颈外口由产前的圆形(未产型)变成产后的"一"字形横裂(已产型)(图 4-1)。产后由于子宫肌的缩复作用,子宫下段逐渐恢复成非孕时的子宫峡部。

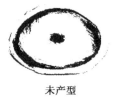
未产型

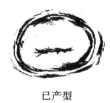
已产型

图 4-1 未产型与已产型宫颈

2. 阴道 因分娩时阴道极度扩张受压,致使产后阴道腔扩大,阴道壁肿胀、松弛、张力下降,黏膜皱襞减少甚至消失。产后阴道腔逐渐缩小,阴道壁逐渐恢复张力,黏膜皱襞约在产后 3 周重现,但在产褥期结束时阴道紧张度仍无法恢复至未孕时的状态。

3. 外阴 分娩后外阴轻度水肿,产后 2~3 天自行消退。会阴部如有轻度撕裂或会阴后-侧切开缝合,由于会阴部血液循环丰富,一般 3~4 日能愈合。处女膜在分娩时撕裂形成残缺的痕迹称为处女膜痕。

4. 盆底组织 在分娩过程中,盆底肌及其筋膜由于过度扩张而致弹性减弱,常伴有肌纤维部分断裂。产褥期若能坚持盆底肌锻炼,可增加其张力,有可能使其恢复至接近未孕状态。

5. 排卵和月经 未哺乳产妇月经复潮时间通常在产后 6~10 周,卵巢恢复排卵时间平均在 10 周左右。母乳喂养会刺激垂体催乳素分泌,而高催乳素水平会抑制排卵,因此哺乳产妇排卵和月经复潮延迟,通常产后 4~6 个月恢复排卵,月经复潮较晚,有些产妇可整个哺乳期无月经出现。因哺乳产妇月经未复潮期前可出现排卵而受孕,因此,母乳喂养期间需采取避孕措施。

(二)乳房

产后乳房在妊娠期变化基础上进一步发生泌乳改变。垂体催乳激素是产后泌乳的基础。当胎盘剥离排出后,雌、孕激素及胎盘生乳素水平急剧下降,抑制下丘脑分泌的催乳激素抑制因子(PIF)释放,呈现低雌激素、高催乳素水平状态,在催乳素作用下乳汁开始分泌。但产后乳汁分泌很大程度上还依赖于哺乳时的吸吮刺激,当新生儿吸吮乳头时,由乳头传来的感觉信号经传入神经纤维抵达下丘脑,通过抑制下丘脑分泌的多巴胺及其他催乳激素抑制因子,使垂体催乳激素呈脉冲式释放,促进乳汁分泌。吸吮乳头还能反射性地引起神经垂体释放缩宫素,缩宫素能使乳腺腺泡周围的肌上皮细胞收缩,使乳腺管内压增加而喷出乳汁。因此,吸吮是保持乳腺不断泌乳的关键。不断排空乳房也是维持泌乳的一个重要条件。此外,产妇的营养、睡眠、情绪和健康状况都会影响乳汁分泌的量。

产后 7 日内所分泌的乳汁称初乳,产后 7~14 日分泌的乳汁为过渡乳,14 日以后的乳汁为成熟乳。初乳量少、质稠、淡黄色,含有较高的蛋白质及矿物质,还含有多种抗体,尤其是分泌型 IgA,脂肪含量较成熟乳少,极易消化,是新生儿早期最理想的天然食物。随着哺乳时间的延长,乳汁中蛋白质含量逐渐减少,脂肪和乳糖含量逐渐增多。

(三)血液循环系统

产后因子宫胎盘血循环终止及子宫缩复,大量血液从子宫涌入体循环,同时妊娠期间潴留的组织间液回吸收,使产妇产后 72 小时内循环血量增加了 15%~25%,此阶段应加强对患有心脏病产妇的管理,预防心衰发生。产后 2~3 周循环血量恢复至孕前水平。

产后 1 周左右血红蛋白水平回升,白细胞总数在产褥早期可增至 $15 \times 10^9/L \sim 30 \times 10^9/L$,主要是中性粒细胞和嗜酸性细胞增多、淋巴细胞略减少。血小板数增多。凝血因 I、II、VIII、IX、X 在分娩后很快就恢复正常,纤维蛋白原、凝血酶原、凝血酶于产后 2~4 周内降至正常。因此,产后一段时间内产妇的血液仍然处于高凝状态,有利于胎盘剥离面形成血栓,减少产后出血量。红细胞沉降率于产后 3~4 周降至正常。

(四)消化系统

分娩过程中因大量体力消耗及体液丢失,产后 1~2 日内产妇常感口渴,喜进流质或半流质饮食。妊娠期胃肠肌张力及蠕动减弱,胃液中盐酸分泌减少,产后 1~2 周内消化功能逐渐恢复。产后腹压骤降、肌张力降低及麻醉剂的使用等因素常导致产后肠蠕动缓慢,加之会阴切口疼痛、产褥期活动减少等原因,产妇容易发生便秘。

(五)泌尿系统

阴道分娩过程中膀胱受压,黏膜充血水肿、肌张力下降,使产妇对膀胱内压的敏感度降低,加之会阴局部麻醉、器械助产、会阴伤口疼痛、排尿体位改变等因素,产后易发生尿潴留,尤其是产后 24 小时内。于妊娠期体内潴留的大量液体在产后需经肾脏排出,故产后最初 1 周内尿量增多。妊娠期发生的肾盂及输尿管扩张,一般于产后 2~8 周恢复正常。

(六)内分泌系统

腺垂体、甲状腺及肾上腺于妊娠期增生并发生一系列分泌改变,在产褥期逐渐恢复至未孕状态。产后雌激素和孕激素水平急剧下降,于产后 1 周降至未孕水平;胎盘生乳素于产后 6 小时已不能测出。垂体催乳素水平因是否哺乳而异,哺乳产妇催乳素于产后下降,但仍高于未孕水平,婴儿吸吮乳头时此值明显升高;不哺乳产妇催乳素多于产后 2 周降至未孕水平。

(七)腹壁

由于产后雌激素和孕激素水平下降,黑色素释放激素分泌减少,下腹正中线色素沉着现象逐渐消退。初产妇腹壁及大腿部紫红色妊娠纹逐渐变为永久性的银白色妊娠纹。腹壁皮肤受妊娠增大子宫的影响,部分弹力纤维断裂,腹直肌呈不同程度分离,使产后腹壁变得十分松弛,经过锻炼产后 6~8 周腹壁肌张力可恢复。

二、产褥期妇女的心理调适

产后,产妇要从妊娠期、分娩期中的疲劳、不适、焦虑中恢复,承担起照料新生儿之责、适应新的生活方式,还要面临潜意识的内在冲突、为人母的情绪调整、经济来源的需求以及家庭支持系统寻求等。此时期,产妇心理脆弱、情绪不稳定,护理人员需加强对其心理调适的指导。20 世纪 60 年代初,美国心理学家罗宾(Rubin)将产褥期妇女的行为态度划分为了 3 个时期,即依赖期、依赖-独立期及独立期。

(一)依赖期

产后前 3 日,但剖宫产的产妇依赖期会稍长。此期,产妇较为被动及依赖,许多需要由他人来满足,产妇更多的是关注自己的食物及睡眠等基本需求,较少关注新生儿。产妇喜欢谈论妊娠、分娩的过程及感受,并乐于与他人分享自己分娩的经历。家庭成员的关怀和帮助、护理人员的悉心指导将有助于产妇顺利进入第二个时期。

(二)依赖-独立期

产后第 3~14 天。此期,随着身体的恢复,产妇表现出较为独立的行为,关注的重点从自己开始转移到新生儿身上,主动学习、参与照顾新生儿的活动,并开始注意周围的人际关系。此阶段是给予健康教育的最佳时期。但太多的母亲责任、因新生儿诞生而产生爱的被剥夺感、担心自己做母亲的能力等,常使产妇感情脆弱,此期是产后抑郁的高发时期。护理人员应给予适当的支持,鼓励其表达内心感受,促进其接纳孩子接纳自己,平稳地度过此期。

(三)独立期

产后 2 周~1 个月。此期,新的家庭关系形成,夫妻双方与新生儿建立了新的生活形态并逐渐适应,生活变得忙碌而充实。此期,家务劳动的繁重、家庭与事业的冲突、经济收入与平时希望的差距等,使得夫妻双方会承受更多的压力。

第二节 产褥期妇女的护理

产褥期是产妇身心恢复的关键时期,护理人员应该认真评估、分析产妇及其家庭成员的生理、心理及社会支持方面的需求及可能存在的护理问题,采取有效的护理措施,促进产妇、新生儿及整个家庭成员身心健康。

【护理评估】

(一)生理评估

1. 健康史 护理人员应了解孕前产妇的健康状况;孕期是否定时接受产前检查,有无并发症、合并症及其他特殊状况和处理等;分娩过程是否顺利、分娩方式、产后出血量、会阴有无伤口及新生儿的状况。

2. 临床表现

(1)生命体征

①体温:产后产妇的体温多在正常范围,部分产妇由于分娩时过度疲劳及脱水,产后24小时内体温可稍升高,但一般不超过38℃。体温升高如果持续时间超过24小时或体温超过38℃,则提示可能存在感染。产后3~4日也可因乳房血管、淋巴管极度充盈而出现发热,体温可达37.8~39℃,一般持续4~16小时后降至正常,这种现象称为泌乳热,不属病态。

②脉搏:产后脉搏略缓,一般为60~70次/分,与胎盘循环终止及产后卧床休息有关。若脉搏增快需评估血压、产后出血量、会阴或腹部伤口情况,以发现有无产后出血或感染。

③呼吸:产后呼吸缓慢而深,14~16次/分。如呼吸加快需评估产妇是否存在感染、疼痛、焦虑等现象。

④血压:产后血压平稳。患妊娠期高血压疾病的产妇血压会明显降低。

(2)生殖系统

①子宫:产后第1~2日子宫产生强烈收缩,引起下腹部阵发性剧烈疼痛,称为产后宫缩痛,持续2~3日自然消失,以经产妇为著,哺乳时疼痛加剧。子宫收缩良好时,子宫圆而硬且子宫底位置随产后天数增加而逐渐下降。胎盘娩出后,子宫底位于脐下一横指,产后第1日略上升平脐,以后每日下降1~2cm,产后10日子宫降到盆腔内。产后应每日同一时间检查子宫底高度,以了解子宫复旧情况。检查前,

嘱产妇排空膀胱,平卧,双腿稍屈曲,腹部放松并解开会阴垫。评估者一手放于耻骨联合上方支托子宫下缘,另一手轻轻按压子宫底。若产后子宫底位置不能如期下降,可能存在宫腔积血、子宫复旧不良;子宫质地软要考虑有无宫缩乏力。

②恶露(lochia):产后子宫蜕膜从子宫壁脱落,自随排出的血液及坏死蜕膜组织称为恶露。护士应在每日按压宫底检查子宫复旧情况时,观察会阴垫评估恶露的量、色、味。正常恶露有血腥味,但无臭味,可持续4~6周,总量约为250~500ml。正常恶露性状见表4-1。如恶露时间延长则提示胎盘、胎膜残留或感染;如恶露有臭味则提示有宫腔感染的可能。

表 4-1　正常恶露性状

评估内容	血性恶露	浆液恶露	白色恶露
持续时间	产后第1~3日	产后第4~14日	产后14日后,持续3周
颜色	鲜红	淡红色	白色
组成	大量血液、有时可见小血块,少量胎膜及坏死蜕膜组织	少量血液、较多的坏死蜕膜组织、宫颈黏液、细菌	大量白细胞、坏死蜕膜组织、表皮细胞及细菌

③会阴:阴道分娩者产后会阴部有轻度水肿现象,多于产后2~3日自行消退。会阴部有切口或撕裂修补缝合产妇,产后会出现会阴部疼痛。护理人员应每天评估会阴部有无红肿、疼痛、水肿等现象,会阴切口有无渗血及分泌物。若切口周围有严重肿胀、发红、瘀斑、皮肤温度增高、脓性分泌物,则提示切口感染。

(3)产后乳腺开始泌乳　产后1~2天乳房较软,产后3~4天开始出现乳房肿胀、充盈,有时可形成硬结,使产妇感觉胀痛,可伴有体温升高。护理人员应通过视诊、触诊评估哺乳产妇乳房情况和哺乳进展。①评估乳头的类型:有无平坦乳头或凹陷乳头。②评估乳汁的质和量:初乳淡黄色、质稠,产后前3日每次哺乳新生儿可吸出2~20ml;过渡乳及成熟乳色白,分泌量的多少与产妇哺乳次数有很大关系,吸吮次数越多,乳汁分泌就越多。③评估有无乳房胀痛及乳头皲裂:产后若未及时哺乳或排空乳房,可导致乳房坚硬、胀痛。乳头皲裂可使产妇剧烈疼痛、红肿、裂开,甚至出血,常因哺乳方法不当、使用肥皂清洁乳头或乳头涂抹干燥剂等,多见于初产妇。

(4)排泄

①排尿:产后5日内尿量增多,而产妇对膀胱内压的敏感度下降,易出现尿潴留影响子宫收缩而导致产后出血。因此,护理人员应认真评估产妇泌尿系统及膀胱功能。评估产后4小时之内是否自行排尿、每日排尿的次数、尿量、颜色、是否有

尿急、尿频、尿痛等异常现象。

②排便：由于在分娩过程中产妇进食少、脱水以及产后肠蠕动减弱、腹壁肌松弛、产后卧床、会因伤口疼痛等原因，产妇容易出现便秘。评估产妇排便是否通畅、有无便秘。

③排汗：产后1周内皮肤排泄功能旺盛，在夜间睡眠和初醒时更为明显，称之为褥汗，产后1周内自行好转，不属病态。

（5）下肢　产妇产后血液仍处于高凝状态，加之产后卧床缺乏活动，容易形成静脉血栓。护理人员需评估产妇下肢皮肤颜色、温度，有无肿胀、发红、发热、疼痛等现象。

3.相关检查　除常规产后体检外，产后24~48小时应做血、尿常规的检查，观察产妇有无感染、贫血等情况，必要时行药物敏感试验等。如产后留置导尿管者需定期做尿常规检查，以监测有无泌尿系统感染。

4.处理原则　为产妇及其家属提供支持和指导，帮助产妇缓解疼痛、预防产后出血、指导正确哺乳方法，促进产后身心恢复。

（二）心理社会评估

分娩后2~3天内产妇可发生轻度至中度的情绪反应，称为产后压抑，可能与产后体内雌、孕激素水平下降、产后疲劳及照料新生儿压力有关。护理人员应及时评估产妇的心理状态。

1.产妇对分娩经历的感受　因性格差异及分娩经历不同，产妇会产生不同感受。正向、积极的分娩经历可促进产妇身心恢复，更快地进入母亲角色；负向、痛苦的分娩体验则会导致产后适应不良，出现心理问题。护理人员可通过观察产妇的语言及行为来了解产妇的精神和情绪状态。

2.母亲的行为　评估产后母亲的行为属于适应性的还是不适应性的。母亲适应性行为表现为主动学习并积极练习护理孩子的技能，满足孩子需要时表现出自豪和喜悦；相反，如产妇不愿接触新生儿、不愿哺喂及护理孩子、在哺乳的过程中表现急躁情绪，则属行为适应不良。

3.对新生儿的看法　通过观察，评估产妇是否因新生儿性别及相貌与期望存在差异时而出现不满；能否正确理解新生儿饮食、睡眠及排泄的特点。

4.社会支持系统及经济状况　和谐的家庭氛围、良好的经济基础有助于产妇更好的进入母亲角色。护理人员可从产妇的人际交往的特征、与家人的互动来评估其社会支持系统。

【常见的护理诊断/问题】

1. 疼痛　与会阴伤口、子宫复旧及乳房胀满有关。

2. 尿潴留　与产时膀胱受压张力下降、会阴伤口疼痛及不习惯床上排便等有关。

3. 母乳喂养无效　与乳汁分泌不足、喂养技能不熟练有关。

【护理措施】

(一)一般护理

1. 监测生命体征　产后 24 小时密切监测体温、呼吸、脉搏、血压的变化。若生命体征平稳,产后第 2~3 日每日测量 4 次,3 日后每日测量 2 次。如有体温升高、脉搏加快、血压下降等异常现象应增加监测次数。

2. 营养与饮食　产后营养需求除产妇身体恢复的自身消耗外,还要哺喂新生儿,因此,护理人员应协助产妇获取适当和均衡的饮食。阴道分娩产妇产后 1 小时可进流质或清淡半流质饮食,以后即可进普通饮食。食物应有足够热量并富含营养,增加蛋白质摄入,脂肪摄入不宜过多。鼓励产妇多进食汤汁类饮食、多饮水,促进乳汁分泌。避免辛辣、刺激性食物,忌烟酒、浓茶及咖啡,适当补充铁剂,并注意饮食卫生。如剖宫产,术后排气后可进半流质饮食逐渐过渡至普通饮食。

3. 休息与活动　为产妇提供一个舒适、安静、通风良好的病室环境,保持床单位清洁、整齐,以利于产妇休养。保证产妇有足够的睡眠,护理工作尽量不打扰其休息,指导产妇调整休息时间,养成与新生儿同步睡眠的习惯。鼓励产妇早期下床活动,以促进血液循环、预防下肢静脉血栓形成、减少尿潴留及便秘的发生,促进机体康复。一般而言,经阴道自然分娩的产妇,产后 6~12 小时内即可起床轻微活动,于产后第 2 日可在室内随意走动,但产后第 1 次下床有可能会发生体位性低血压,护理人员应加强保护。行会阴后-侧切开或剖宫产的产妇,可先行床上活动,适当推迟下床活动时间。因产后盆底肌肉松弛,应避免负重体力劳动、长时间站立及蹲位以防止阴道壁膨出及子宫脱垂的发生。

4. 个人卫生　产妇衣着应清洁、舒适、冷暖适宜。产妇应每日洗脸、刷牙、梳头、洗脚或者擦浴。保持会阴清洁,勤更换内裤及会阴垫。接触新生儿、哺乳前、换尿布、排便后应洗手,保持良好的卫生习惯。

5. 排泄护理　产后 4 小时内应鼓励协助产妇自行排尿,以避免膀胱充盈影响宫缩引起产后出血。若发生排尿困难,首先采取诱导排尿的方法,协助产妇采用坐位或下床排尿,用温水冲洗外阴,听流水声诱导排尿,进行腹部膀胱区按摩、热敷、理疗,针灸关元、气海、三阴交等穴位或遵医嘱给肌内注射甲硫酸新斯的明 1mg。

如上述处理无效可考虑导尿,注意每次导尿量不超过 1000ml。产后鼓励产妇早期下床活动、多饮水、多吃富含膳食纤维的食物以预防便秘发生。如产后 3 日无大便可考虑使用润滑剂。

(二)心理护理

产后护理人员应耐心倾听产妇对分娩经历的诉说,了解产妇对孩子及新家庭的想法,鼓励产妇说出身体及心理的不适,积极回答产妇提出的各种问题。提供自我护理及新生儿护理知识,减少产妇的困惑及无助感。鼓励其积极参与照顾新生儿的活动,帮助其尽快适应母亲角色,建立产妇的自信心。指导丈夫及其他家属参与新生儿的护理及产妇的照护,从而理解产妇的辛劳。

(三)缓解症状的护理

1. 产后 2 小时的观察与护理　产后 2 小时应将产妇留在产房内密切监测,以防止产后出血、羊水栓塞、产后心力衰竭、产后子痫等严重并发症发生。严密监测产妇生命体征变化、子宫收缩及阴道出血情况、宫底高度、有无尿潴留,并协助产妇产后半小时内开奶。若产后 2 小时一切正常,将产妇及新生儿送回产科病房。

2. 子宫复旧及恶露的护理　产后每日同一时间对子宫复旧及恶露情况进行评估。评估前嘱产妇排空膀胱,仰卧于床上,双膝略屈曲分开,解开会阴垫,注意遮挡及保暖。检查者按摩子宫使其收缩后,判断子宫底高度、轮廓及质地,同时观察恶露的特征并做好记录。如子宫底高、质地软及轮廓不清时应考虑是否存在宫缩乏力,督促产妇及时排空膀胱、给予子宫按摩,并遵医嘱使用宫缩剂;如恶露有异味,常提示有感染的可能,配合医生做好相关检查及治疗。产后宫缩痛严重者可遵医嘱减少子宫收缩剂的用量,指导产妇采用呼吸和放松技巧,必要时使用止痛药。产后 24 小时内,禁止用热水袋外敷止痛,以免子宫肌肉松弛造成出血过多。

3. 会阴护理　指导产妇保持会阴部清洁干燥,及时更换会阴垫,如有会阴伤口取健侧卧位,0.05%聚维酮碘溶液擦洗外阴,每日 2~3 次,擦洗时注意由上到下、由内到外、会阴切口需单独擦洗。观察产妇会阴伤口有无水肿、血肿、硬结及渗出物,询问产妇有无肛门坠胀感。会阴部水肿明显者,24 小时后可用 50%硫酸镁湿热敷,并配合红外线照射。会阴小血肿可用湿热敷或红外线照射,大血肿需配合医生切开处理;伤口硬结者可用大黄、芒硝外敷;会阴伤口疼痛剧烈或产妇有肛门坠胀感,应及时报告医师,检查是否存在阴道壁及会阴血肿。

4. 乳房及其常见问题护理

(1)一般护理:哺乳期间应使用大小合适的棉制乳罩以支托增大的乳房,避免过松或过紧。指导产妇每次哺乳前先洗净双手,用温水清洁乳头乳晕,忌用肥皂或乙醇擦洗以免引起局部皮肤干燥、皲裂。若乳头有结痂可先用油脂浸软,轻轻擦去污垢后再行清洗。轻柔地沿乳腺管方向按摩乳房,促进血液循环,使乳腺管开放。

(2)平坦及凹陷乳头护理:平坦或凹陷乳头常使婴儿含接困难,不利于母乳喂养,护理人员应首先帮助产妇树立母乳喂养信心,分娩后尽早开奶。哺乳前,产妇取最易于婴儿含接的体位,湿热敷 3~5 分钟,同时按摩乳房以促进排乳反射,继而轻轻捻转乳头并向外牵拉引起立乳反射。婴儿饥饿时吸吮力强、易于含接。因此,哺喂时可先喂平坦及凹陷一侧乳头。也可指导产妇采用以下方法纠正:①乳头伸展练习:将两示指平行地放在乳头左右两侧,由乳头向左右两侧横向拉开,推开乳晕皮肤及皮下组织,使乳头向外突出;再将两示指分别放在乳头上下两侧,由乳头向上下纵形拉开(图4-2),重复做 15 分钟,每日 2 次。②乳头牵拉练习:一手支托乳房,另一手拇指、中指和示指向外牵拉乳头,重复 10~20 次,每日 2 遍。(图4-3)③配置乳头罩:从妊娠 7 个月起可佩戴对乳头周围组织起稳定作用的乳头罩,其压力可使内陷的乳头外翻,乳头经中央小孔持续突起。

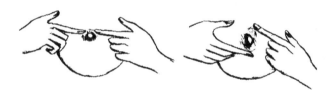

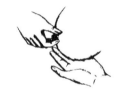

图 4-2　乳头伸展练习　　　　　　　　　图 4-3　乳头牵拉练习

(3)乳房胀痛护理:一般产后 3 日,因乳房血液和淋巴充盈、乳汁开始分泌,会使乳房胀满,产妇常会感觉乳房肿痛、硬实和紧绷感,并有泌乳热。如果未能及时有效的母乳喂养,乳房胀痛会进一步加重,甚至造成乳腺管阻塞、乳腺炎。采取以下方法可缓解乳房胀痛现象:①产后 30 分钟内开奶,促进乳汁流畅;②按需哺乳,增加母乳喂养的次数和频率,坚持夜间哺乳;③哺乳前热敷两侧乳房并从乳房边缘向中心环形按摩、两次哺乳之间进行冷敷、哺乳后挤出剩余的乳汁,以减轻胀痛、促进乳腺管通畅;④可口服维生素 B6 或有散结通乳作用的中药。

(4)乳头皲裂护理:多因哺乳方法不正确、使用肥皂或酒精等刺激性物质清洗乳头、婴儿含吮方法不正确等原因造成。轻者可继续哺乳。哺乳前取舒适体位,湿热敷乳房 3~5 分钟,同时进行乳房按摩,挤出几滴乳汁使乳晕变软,使婴儿含吮住乳头和大部分乳晕。哺乳时,先哺喂损伤轻的一侧,以减轻对皲裂乳头的吸吮力量。哺喂结束后,轻压婴儿下颏,使其张嘴解除负压后再退出乳头,以免损伤皮肤,并挤出少许乳汁涂在乳头和乳晕上,短暂暴露使乳头干燥,因为乳汁具有抑菌作用,且含丰富蛋白质,具有修复表皮的作用。疼痛严重者,可用乳头罩间接哺乳或使用吸乳器吸出乳汁后哺喂。在皲裂处可涂敷10%复方安息香酸酊、抗生素软膏或蓖麻油铋糊剂,于下次喂奶前应洗净。

(5)乳腺炎护理:多因乳头皲裂或乳腺管阻塞等原因所致,表现为局部皮肤红肿、发热、硬结、触痛,可有体温升高。应预防乳头皲裂发生,避免发生乳汁淤积。哺喂前湿热敷,先吸吮患侧乳房,增加喂奶次数;哺喂后用吸乳器吸尽剩余乳汁,饮食宜清淡,嘱产妇多饮水。严重乳腺炎者,停止哺喂,遵医嘱予抗生素处理,若形成脓肿协助医生手术切开排脓治疗。

(6)催乳护理:产妇乳汁不足可因哺乳方法不正确、饮食、休息及信心不足、未能做到纯母乳喂养、乳头异常等。对乳汁不足的产妇,首先应帮助其建立信心,指导其正确的哺乳方法,多食汤水,保证足够的睡眠,按需哺乳。可选用以下方法催乳:①强刺激手法针刺合谷、外关、少泽、膻中等穴位刺激乳汁分泌;②服用催乳中药及药膳,如:涌泉散或通乳丹加减、猪蹄炖烂吃肉喝汤。

(7)退乳护理:因疾病或其他原因不能哺乳者,应尽早退奶。最简单的方法是产妇停止哺喂及挤奶,少食汤汁类食物。目前不推荐使用雌激素或溴隐亭退乳。可遵医嘱使用维生素$B_6$200mg口服,每日3次,共5~7日;生麦芽60~90g,水煎当茶饮,每日1剂,连服3~5日;芒硝250g分装两纱布袋内,敷于两乳房上,湿硬后应更换,直至乳房不胀。

(四)母乳喂养指导

1. 向产妇介绍母乳喂养的益处

(1)对婴儿:①符合新生儿营养需求:母乳中蛋白质、脂肪、矿物质及微量元素比例合适、营养丰富,容易被婴儿消化吸收,能提供6个月内婴儿所需的所有营养,是婴儿的最佳食物。②提高免疫力:母乳中含有婴儿所需的免疫活性细胞及免疫球蛋白,可增强婴儿抵抗力,预防婴儿呼吸道、胃肠道及皮肤的感染。③促进口腔发育:吸吮母乳可增加婴儿口腔运动,促进面部发育,预防龋齿。④促进亲子关系建立:母乳喂养通过母子皮肤接触,可满足婴儿爱与安全的需要,促进母子感情交流,有助于日后心理的健康发展。

(2)对母亲:①预防产后出血:吸吮刺激能使神经垂体分泌缩宫素,可促进产后子宫收缩,减少产后出血。②避孕:吸吮乳头时可刺激腺垂体分泌催乳素,催乳素可抑制排卵,延迟月经,可起到避孕作用。③尽快适应母亲角色:母乳喂养时产妇与婴儿之间的皮肤接触能够促进亲子关系建立,使产妇尽快适应母亲角色。

④降低女性肿瘤的发生：研究表明母乳喂养能降低母亲罹患乳腺癌、卵巢癌的概率。⑤安全、方便、经济：母乳新鲜、卫生，温度适宜，可以直接喂哺婴儿，节省了购买配方奶粉的花费、节约了泡奶及消毒的时间。

2. 喂养方法指导

(1)哺乳时间：原则是按需哺乳。母子情况稳定后，协助产妇于产床上早期与新生儿进行皮肤接触及吸吮乳头，一般于产后半小时内开奶，此时乳房内的乳量虽少，但通过新生儿吸吮动作可刺激泌乳。以后哺乳的频率和持续时间依母亲感觉涨奶和婴儿需求而定。一般而言，2~3 小时哺乳一次，每次哺乳时间不超过 15~20 分钟。

(2)哺乳姿势：产妇取坐位、侧卧位或仰卧位均可，全身放松，婴儿面向母亲。母婴紧贴，做到胸贴胸、腹贴腹、下颌贴乳房。

(3)哺乳方法：每次哺乳前产妇应洗净双手，用温开水擦洗并按摩乳房，挤出少许乳汁刺激婴儿吸吮，然后把乳头和大部分乳晕含入婴儿口中，用一只手扶托乳房，防止婴儿鼻部受压；哺乳完毕，轻轻下按压婴儿下颏，待婴儿张口后顺势抽出乳头，避免皮肤损伤，然后将婴儿抱起轻拍背部 1~2 分钟，排出胃内空气，以防吐奶。每次哺乳时应吸空一侧乳房后，再吸吮另一侧。建议纯母乳喂养 6 个月，哺乳期以 10 个月~1 年为宜。

(五)健康教育

1. 一般指导　居室内清洁舒适，保持适宜温湿度，经常通风，但注意避免直吹。衣着应适当，冷暖适宜，讲究个人卫生，保持愉快心情。合理膳食，多食汤类，增加膳食纤维摄入。合理安排婴儿护理、家务与休息，保证睡眠。产后 42 天内应避免重体力劳动及长时间蹲位或站立。

2. 产后异常症状的识别　向产妇及家属讲解出现以下情况时要及时就诊：发热；乳房的红、肿、热、痛；持续的外阴疼痛；尿频、尿急、尿痛；恶露有臭味或血性恶露淋漓不尽；会阴或腹部伤口红肿、疼痛、有分泌物；下肢皮肤发白、肿胀及肌肉疼痛等。

3. 产后运动　产后应尽早起床活动。阴道分娩的产妇产后第 1 天就可以进行适当的活动，剖宫产的产妇一般 3 天以后开始产后运动。运动循序渐进，强度适中，方式可选择快走、慢跑及产褥期保健操等。产后运动可促进子宫复旧、增进食欲、促进排尿、预防便秘，还可促进腹壁及盆底肌肉张力的恢复、预防静脉栓塞的发生。

4. 计划生育指导　产褥期内子宫颈口未完全闭合、子宫内膜未完全修复，因此产后 42 天内禁忌性交。性生活恢复时间因根据产后检查情况而定,指导产妇采取避孕措施,哺乳者以工具避孕为宜,不哺乳者可选用药物避孕。正常分娩产妇产后 3 个月可放置宫内节育器,剖宫产者术后半年可放置。

5. 产后检查　主要包括产后访视和产后健康检查两部分。①产后访视由社区医疗保健人员在产妇出院后 3 日、产后第 14 日、产后第 28 日入户进行,主要了解产妇康复情况、新生儿的健康状况及指导母乳喂养。②产后 42 天产妇应携婴儿回分娩医院门诊进行产后全面检查,以了解产妇各器官的恢复和婴儿的生长发育状况。

第三节　正常新生儿的护理

从出生后断脐至产后满 28 天的婴儿称为新生儿(neonate)。正常足月新生儿是指胎龄满 37 周至不满 42 周出生,出生体重≥2500g,无畸形及疾病的新生儿。在母婴同室病房,正常足月新生儿的护理也是产后护理的重要内容之一,护理人员应了解新生儿生理解剖特点,以便实施相应护理。

【护理评估】

(一)生理评估

1. 健康史　了解父母的健康情况及家族中特殊病史;产妇的既往孕产史及本次妊娠经过、分娩经过、产程中胎儿情况;新生儿出生体重、性别、出生后检查结果等。

2. 临床表现

(1)生命体征

①体温:正常新生儿体温为 36~37.2℃。因其体温调节中枢发育不完善,皮下脂肪薄,皮肤体表面积相对较大,体温易受外界环境因素影响。体温高可能与过度保暖、环境温度过高及感染有关;体温低可能因环境温度过低或早产有关。

②心率:新生儿心率较快,熟睡时平均心率为 120 次/分,醒时可增至 140~160 次/分,受哭闹、吸吮等因素影响而使心率发生改变,其波动范围为 90~160 次/分。因出生后的几日内动脉导管未闭,在心前区可听到心脏杂音。

③呼吸:新生儿呼吸表浅、频率较快,40~60 次/分,2 日后呼吸频率降至 20~40 次/分,可有呼吸节律不均匀、强弱不一的现象。因胸腔较小、肋间肌薄,呼吸运动以腹式呼吸为主。

（2）全身状况

①身长、体重测量：新生儿身长为头顶最高点至足跟的距离，正常 45～55cm。体重一般在每日沐浴后测量裸体体重，新生儿平均体重为 2500～4000g。新生儿由于摄入减少、排出水分较多，出生后 2～4 日内会出现生理性体重下降，下降幅度不超过 10%。4 日后体重逐渐回升。若体重下降过快、回升过晚应寻找原因。

②头、面及颈部：足月新生儿的头颅较大，约占身体 1/4 长。观察头颅大小及形状，有无产瘤、血肿，检查囟门的大小和紧张度，有无头面部皮肤完整性及颅骨有无骨折和缺损。经阴道分娩的新生儿头颅因产道挤压，有轻微到中度的变形及产瘤，于出生后 12 小时逐渐消退。检查面部五官，评估巩膜有无黄疸或出血点、有无唇腭裂。观察颈部的对称性、活动性及肌张力是否正常。

③胸部：评估胸廓的形态、对称性，有无畸形；呼吸时是否有肋下缘和胸骨上下软组织下陷；呼吸音是否清晰、有无啰音。听诊心率及节律，各听诊区有无杂音。女婴受母体雌激素水平影响，出生后 3～4 日可出现乳房略肿胀，有白色分泌物，2～3 周后自行消失。

④腹部：评估腹部外形有无异常、脐带残端有无出血或异常分泌物，触诊肝脾大小。新生儿腹部软而圆，无腹胀及包块；听诊肠鸣音。脐带残端于出生后 24 小时开始变干燥、苍白，无出血，约 7～14 日左右脱落，每日评估脐带残端是否干燥，有无红肿、异常分泌物及出血。

⑤脊柱和四肢：检查脊柱是否垂直、完整；评估四肢外形、活动度及肌张力；判断有无骨折及关节脱位。

⑥肛门及外生殖器：探查肛门是否闭锁。男婴睾丸是否已降至阴囊、有无腹股沟疝等；女婴大阴唇是否完全覆盖小阴唇。部分女婴出生后 7 天内，阴道有少量血性分泌物，持续 1～2 天自然消失。

⑦排泄：出生后不久新生儿排尿，尿色清澈无味，一日排尿 6 次以上为正常。出生后 24 小时内排出呈墨绿色黏稠状的胎粪，内含肠黏膜上皮细胞、羊水、消化液、胎脂及毳毛等。以后粪便的颜色和性状与喂养有关。如超过 24 小时尚无排便应检查是否存在消化系统发育异常。

⑧神经反射：评估各种反射是否存在、反射的强度及身体两侧反应的对称性，了解新生儿神经系统发育情况。吞咽反射、眨眼反射等永久存在，而觅食反射、吸吮反射、拥抱反射、握持反射出生后 3～4 个月后逐渐减退。

（二）心理社会评估

新生儿不舒适、饥饿或因情感心理需求常会哭闹，对母亲及家属的照顾及爱抚会作出反应。母亲与新生儿皮肤接触、语言和目光的交流能使新生儿感觉安全和心理满足，促进亲子关系建立，并对今后社会心理发展起着非常重要的作用。评估亲子互动行为及方式，指导产妇及时满足新生儿各种需求，通过多途径与新生儿进行交流。

【常见的护理诊断/问题】

1. 有体温改变的危险 与新生儿体温调节中枢功能不完善，皮下脂肪少有关。

2. 有感染的危险 与新生儿免疫系统不健全、脐部感染有关。

3. 有窒息的危险 与呛奶、误吸有关。

4. 营养失调：低于机体需要量 与母乳喂养无效有关。

【护理措施】

(一)一般护理

1. 环境与安全 新生儿出生后如无异常入住母婴同室，光线充足、空气流通，室温在 24~26℃、湿度在 50%~60% 为宜。衣被适度，避免包裹过厚、过紧，根据室温酌情增减。加强新生儿安全管理：在新生儿手腕上系腕带、衣服上别标识牌，均要正确书写母亲姓名、住院号、床号、新生儿性别等，每项有关新生儿的检查及操作都应认真核对；新生儿床应铺有床垫、配有床挡和床围，远离尖锐、高温等危险物品；夜晚母婴室应上锁，新生儿抱出病区时应持医护人员开具的放行证明。

2. 生命体征 监测体温、心率及呼吸变化，2 次/日，一般不测血压。保持室温恒定，进行检查及护理时，避免不必要的暴露。体温过低者加强保暖、体温过高者采取降温措施。维持呼吸道通畅，及时去除口鼻内的羊水及黏液，保持新生儿侧卧体位，避免窒息。

3. 预防感染 应尽量减少探访人员，室内人员不宜过多；所有和新生儿接触的人员应先认真洗手或消毒双手；接触新生儿的医护人员必须身体健康、定期体检；患有呼吸道、皮肤黏膜、胃肠道传染性疾病的医护人员及家属在接触新生儿前应戴口罩、手套等，防止发生感染。

(二)生活护理

1. 皮肤护理 新生儿皮肤黏膜较薄，护理不当易破溃及感染。出生后即刻擦净羊水及血迹、产后 6 小时内去除胎脂。保持新生儿皮肤清洁干燥，剪去过长指(趾)甲、及时处理溢奶、大小便。口腔不宜擦洗，以防口腔黏膜破溃。注意耳内耳外清洁，及时清理呕吐物。

2. 沐浴新生儿 最好每日沐浴 1~2 次。沐浴不仅可以清洁皮肤、预防感染，还可以通过对皮肤的感觉刺激促进感知觉的发育。沐浴时温度保持在 26～28℃，水温 38～42℃ 为宜。沐浴应在喂奶前 30 分钟进行，以防吐奶(新生儿沐浴具体操作方法及护理详见《妇产科护理学实践指导》第九章)。

3. 新生儿抚触　抚触是指抚触者用双手对新生儿皮肤各部位进行有次序的抚摩，通过对新生儿皮肤温度、压力及感觉的刺激而产生一系列的生理效应，以促进新生儿生长发育及智力发展。抚触常在沐浴后进行，操作时动作要轻柔，注重与新生儿语言和情感交流，抚触时可以播放柔美的音乐(新生儿抚触具体操作方法及护理详见《妇产科护理学实践指导》第十章)。

4. 脐部护理　每日用 75% 酒精由内呈环状旋转向外消毒脐带残端及胳轮周围，然后用无菌敷料覆盖，保持敷料干燥。密切观察脐带有无出血或渗血，如出血需在无菌环境下重新进行脐带结扎；如有渗血可压迫止血。脐部红肿及分泌物异常提示脐部感染，局部消毒处理同时、遵医嘱使用抗生素。

5. 臀部护理　保持臀部清洁、干燥，尿布或纸尿裤避免包裹过紧、及时更换。排便后用温水清洗臀部，擦干后涂护臀霜保护。若发生红臀，可用红外线照射，每次 10～20 分钟，每日 2～3 次；如皮肤糜烂，可用消毒植物油或鱼肝油纱布敷于患处。

(三)喂养护理

新生儿喂养方法有母乳喂养、人工喂养和混合喂养三种。护理人员应帮助产妇选择恰当的喂养方法，给予喂养知识和技能的指导。

(1)母乳喂养:详见本章第二节。

(2)人工喂养:母乳是新生儿最理想的天然食物，但因疾病等原因不宜母乳喂养者可行人工喂养。①奶品种类:首选配方乳;牛奶中酪蛋白含量高不易消化、矿物质和维生素比例与人乳不同不利于吸收、缺乏抗体和酶;羊奶营养价值与牛奶相似，叶酸和铁含量较少。②奶的配制:配方奶根据说明调配;鲜牛奶用水稀释成 3:1 的浓度，加入适量糖并煮沸 1～3 分钟。③喂养技巧:喂养前应消毒奶具、洗净双手并检查奶品质量;调配乳品时使用煮沸后的温开水，哺喂前用前臂内侧试温;根据新生儿需求调整喂养时间，一般每 3～4 小时喂哺 1 次;喂奶时奶液应充满整个奶嘴，以免吞入过多空气;喂奶后将新生儿竖起轻拍背部，然后取右侧卧位以防溢奶。

(四)免疫接种

(1)卡介苗:通过主动免疫促进机体抗体形成，可使新生儿免于感染结核杆菌。正常足月新生儿出生后 12~24 小时接种。方法为 0.1ml 卡介苗做左臂三角肌下端偏外侧皮内注射。体温高于 37.5℃、早产儿、低体重儿、产伤、严重腹泻或其他疾病者禁止接种。

（2）乙肝疫苗：提供主动免疫，保护新生儿不被乙肝病毒感染。正常新生儿出生后 24 小时内、1 个月、6 个月各注射 1 次。方法为 10μg 乙肝疫苗注射于右臂三角肌。

（五）健康教育

鼓励产妇坚持母乳喂养至少至 10~12 个月。教会产妇给新生儿洗澡、换尿布、脐带护理等方法和技巧；讲解添加辅食的时间和内容；告知预防接种的时间和注意事项。使家长认识新生儿正常生理特点，会识别异常状况。

第五章　高危妊娠妇儿的护理

第一节　高危妊娠妇女的监护

高危妊娠(highriskpregnancy)指妊娠期有个人或社会不良因素及某种并发症或合并症,有可能危害孕妇、胎儿及新生儿或造成难产。具有高危因素的孕妇,称高危孕妇。

一、高危妊娠的范畴

高危妊娠的范畴广泛,包括了所有的病理产科,具体包括以下几种。

1. 社会经济因素及个人因素　如孕妇及配偶职业稳定性差、收入低、居住条件差、孕妇未婚或独居、营养低下、孕妇年龄<16岁或≥35岁、孕前体重过轻或超重、身高<145cm、受教育时间<6年、家族中有明显遗传性疾病史、未规范做或较晚做产前检查者。

2. 疾病因素

(1)产科病史:有不良妊娠分娩史,如自然流产、异位妊娠、早产、死胎、死产、剖宫产史或阴道助产史、新生儿死亡、新生儿畸形、巨大儿、产后出血、产褥感染史等。

(2)妊娠合并症:妊娠合并内科疾病,如糖尿病、心脏病、贫血、感染性疾病、免疫性疾病;妊娠合并外科疾病,如急性阑尾炎、急性胆囊炎、泌尿道结石等;妊娠合并肿瘤等。

(3)目前产科情况:如妊娠期高血压疾病、前置胎盘、胎盘早剥、多胎妊娠、胎位异常、母儿血型不合、过期妊娠、产道异常、妊娠期接触大量放射线、化学性毒物、服用过对胎儿有影响的药物等。

(4)不良嗜好:如大量吸烟、大量饮酒及吸毒等。

二、高危妊娠的监护

完善的高危妊娠监护包括:①婚前、孕前的保健咨询:对不宜结婚或不宜生育者做好说服教育工作;②孕前和早孕期的优生咨询及产前诊断工作;③中期妊娠开始筛查妊娠并发症或合并症;④晚期妊娠监护及评估胎儿生长发育和安危情况、胎盘功能、胎儿成熟度,选择适合的分娩时机和方法,减少围产儿发病率和死亡率。具体监护方法为:

(一)人工监护

1.定孕龄　根据末次月经、早孕反应的时间、胎动出现的时间等推算预产期。

2.宫底高度与腹围测量　孕妇的子宫底高度、腹围,估计胎龄及胎儿大小,了解胎儿宫内发育情况。子宫底高度是从耻骨联合上缘中点到子宫底的弧线长度。腹围是经脐绕腹一周的数值。根据子宫底高度及腹围数值可估算胎儿大小。估算方法是:胎儿体重(g)=宫高(cm)×腹围(cm)+200。

3.高危妊娠　评分为了早期识别高危人群,可以采用高危评分法对孕妇进行动态监护。高危妊娠评分一般在第1次产前检查时进行,根据孕妇的病史和体征按照"高危妊娠评分指标"(修改后的Nesbitt评分指标)进行评分。总分为100分,减去各种危险因素评分后得分低于70分为高危妊娠。属于高危妊娠者应给予高危妊娠监护。随着妊娠进展可以再次评分。

4.胎动计数　胎动计数是孕妇自我监护胎儿宫内情况简便、有效的方法,因此应教给孕妇自数胎动。胎动计数≥6次/2小时为正常,<6次/2小时或减少50%为异常,提示有缺氧的可能。胎儿在缺氧早期躁动不安,胎动次数增加;胎动逐渐减少表示缺氧加重。从胎动消失到胎儿死亡一般在12~24小时。

5.胎心听诊　胎心听诊是临床上使用的最简单的监测胎心的方法。听诊胎心时要注意胎心的速率、强弱和节律的变化。

6.妊娠图　是反映胎儿宫内发育及孕妇健康情况的动态曲线图。将每次产前检查所得的血压、体重、宫底高度、腹围、胎心率、胎位、胎动、水肿、尿蛋白等情况记录于妊娠图上,绘制成标准曲线,观察其动态变化。宫高曲线是妊娠图中最重要的曲线。通常在妊娠图中标出正常妊娠情况下人群的第10百分位线和第90百分位线检查值,如果检查结果在上述两标准线之间,提示基本正常,如果高于上线或低于下线就要重视,应指导孕妇积极进行孕期保健,并适当增加检查次数。有些妊娠图还会标出第50百分位线。如果测得孕妇的宫高小于第10百分位线,连续2次或间断出现3次,提示胎儿可能宫内发育不良;超过第90百分位线,提示胎儿可能过度发育。腹围曲线受到孕妇腹壁厚度、腹部外形、腹壁松弛度等影响,因此参考价值不如宫高曲线大。

(二)仪器监护

1.胎儿影像学 监测 B 型超声是目前应用最广的影像学监测仪器,从声像图反映胎儿数目、胎位、胎心及胎盘的位置及成熟度。测量胎头双顶径、股骨长度、腹径等估计孕龄及预产期、胎儿体重,还能对无脑儿、脊柱裂、脑积水等畸形进行筛查。

2.血流动力学 监测彩色多普勒超声可以监测胎儿胳动脉和大脑中动脉血流。脐动脉血流常用指标有收缩期最大血流速度与舒张末期血流速度比值(S/D),搏动指数(PI),阻力指数(RI)。随着妊娠时间延长,这些指标的数值应该下降。舒张末期胳动脉无血流提示胎儿将在 1 周内死亡。

3.胎儿心电图 胎心活动是胎儿在子宫内健康状况的反映,因此胎儿心电图检查是较好的胎儿监护措施之一。将探查电极置于孕妇的腹部或胎儿体表可以描计胎儿心脏活动的电位变化及其在心脏传导过程中的图形。其异常可表现为心率异常,如过速或过缓,也可为心律不齐、心电振幅变化、图形改变等。

4.胎心电子监护仪 可以连续记录胎心率的变化,同时观察胎动、宫缩对胎心率的影响。有胎心、胎动异常的孕妇,或高危妊娠孕妇在妊娠末期及临产后均应做胎心电子监护,准确观察和记录胎心率的连续变化。使用胎心电子监护仪时一般对胎心率和子宫收缩频率同步描记。胎心监护可以在产前进行,也可以在产时进行。

胎心监护分内监护和外监护两种。外监护是将宫缩描绘探头和胎心探头直接放在孕妇腹壁上,其优点是操作方便、不容易发生感染,缺点是外界干扰会影响描记结果。内监护是在宫口开大 1cm 以上时,将单极电极经宫口与胎头直接连接进行监测,其优点是描记较准确,缺点是有感染的可能。

(1)监测胎心率:包括基线胎心率和周期性胎心率。

(2)预测胎儿宫内储备能力:包括无应激试验、宫缩压力试验或缩宫素激惹试验。

5.羊膜镜检查 羊膜镜检查是通过羊膜镜直接窥视羊膜腔内羊水性状。正常羊水为淡青色或乳白色,混有胎粪为黄绿色甚至棕黄色,用以判断胎儿宫内安危情况。

6.胎儿生物物理评分 物理监测是综合胎儿电子监护及 B 型超声检查所示某些生理活动,以判断胎儿有无急、慢性缺氧的一种产 BU 监护方法,可供临床参考。Manning 评分法,满分为 10 分,根据得分估计胎儿缺氧表现。

（三）实验室监护

1. 胎盘功能检查 通过孕妇血和尿雌三醇（E_3）测定、孕妇血清胎盘生乳素（HPL）测定、孕妇血清妊娠特异性β糖蛋白测定、阴道脱落细胞学检查及胎盘酶的测定等方法判断胎盘功能。

2. 胎儿成熟度检查 通过羊膜腔穿刺抽取羊水测定卵磷脂/鞘磷脂比值（L/S）、羊水泡沫试验或震荡试验等方法来了解胎儿成熟度。

3. 胎儿缺氧检查 常用方法包括胎儿头皮血气测定、胎儿头皮血乳酸测定及胎儿血氧饱和度测定等。

第二节 高危妊娠妇女的护理

【护理评估】

（一）生理评估

1. 病因 仔细评估孕妇年龄、文化程度、职业、月经史、婚姻史、生育史、疾病史，了解妊娠早期是否使用过药物或接触农药及放射性元素，是否有过病毒性感染。了解孕妇家族中有无明显的遗传性疾病、多胎史等。了解孕妇有无吸烟、饮酒等不良生活习惯。

2. 临床表现

（1）症状 询问有无头晕、眼花、恶心、呕吐等不适，了解胎动及宫缩情况，有无阴道流血、流液等。

（2）体征 观察孕妇体态、测量孕妇身高、体重、血压，步态不正常者应注意有无骨盆异常。身高<145cm者，容易出现头盆不称。孕妇体重过重或过轻，妊娠和分娩危险性增加。血压≥140/90mmHg为异常。听诊孕妇心脏有无杂音、判断心功能。产科情况：测量宫高、腹围，触诊胎位，听诊胎心音，判断子宫大小是否与孕周相符，子宫过大或过小者应警惕，做进一步检查。

3. 相关检查

（1）实验室检查：血、尿常规及血型检查；肝、肾功能检查；血糖及糖耐量测定；血小板计数、出凝血时间等。

（2）B型超声检查：从妊娠22周起，每周双顶径增加0.22cm，胎头双顶径达到8.5cm以上，91%的胎儿体重超过2500g。足月妊娠时双顶径为9.3cm。B型超声检查还可以了解胎儿有无畸形及胎盘功能分级等。

(3)胎心听诊:正常胎心率为 110～160 次/分。当胎心<110 次/分或>160 次/分时,应监测胎心变化,因为胎盘功能不良或子宫胎盘血流障碍、胎儿脐带循环受阻时,可导致胎儿缺氧引起胎心异常。

(4)胎儿心电图:羊水过多时 R 波低;过期妊娠、羊水过少 R 波可高达 50～60mV;振幅超过 40～60mV 表示胎盘功能不全。

(5)胎心电子监护:可以连续观察并记下胎心率的动态变化而不受宫缩影响。由胎心电子监测仪记录下的胎心率(fetal heart rate,FHR)可以有两种基本变化,即基线胎心率(baseline heart rate,BHR)及周期性胎心率(periodic change of FHR,PF-HR)。正常妊娠可在妊娠 34 周开始,高危妊娠酌情提前。

①FHR 监测

胎心率基线(FHR-baseline,BFHR)即在无胎动和无子宫收缩时,10 分钟以上的胎心率平均值。胎心率基线包括每分钟心搏次数和 FHR 变异。正常 FHR 在110～160 次/分,大于 160 次/分或小于 110 次/分,历时 10 分钟,称心动过速或心动过缓。FHR 变异是指 FHR 有小的周期性波动。基线摆动包括摆动幅度和摆动频率。摆动幅度指 FHR 上下摆动波的高度,振幅变动范围正常为 6～25 次/分。摆动频率是指 1 分钟内波动的次数,正常奋 6 次/分。基线波动活跃则频率增高,基线平直则频率降低或消失,基线摆动说明胎儿对外界刺激有反应,表示胎儿有一定的储备能力,是胎儿健康的表现。FHR 基线变平即变异消失或静止型,提示胎儿储备能力的丧失。

胎心率一过性变化胎心率一过性变化是判断胎儿安危的重要指标,指受胎动、宫缩、触诊及声音等刺激,胎心率发生暂时性加快或减慢,随后又恢复到基线水平。包括加速和减速两种:加速是指宫缩时胎心率暂时增加 15 次/分以上,持续时间大于 15 秒,是胎儿良好的表现,其原因可能是胎儿躯干局部或脐静脉暂时性受压。散发的、暂时性的胎心率加速是无害的,但是脐静脉持续受压则转变为减速。减速是指宫缩时出现胎心率暂时性减慢,分三种。早期减速:早期减速的发生与子宫收缩几乎同时开始,子宫收缩后即恢复正常,幅度不超过 50 次/分。早期减速一般认为是胎头受压,脑血流量一时性减少(一般无伤害性)的表现(图 5-1),不受孕妇体位或吸氧而改变。变异减速:宫缩开始后胎心率不一定减慢。减速与宫缩的关系并不恒定。但在出现后,下降迅速,幅度大(大于 70 次/分),持续时间长短不一,而恢复也迅速。变异减速这是因为胎动或子宫收缩时脐带受压兴奋迷走神经所致(图 5-2)。晚期减速:子宫收缩开始后一段时间(多在高峰后)出现胎心率减慢,但下降幅度缓慢<50 次/分,持续时间长,恢复亦缓慢。晚期减速一般认为是子宫

胎盘功能不良、胎儿缺氧的表现,出现晚期减速时应对胎儿的安危予以高度警惕(图5-3)。

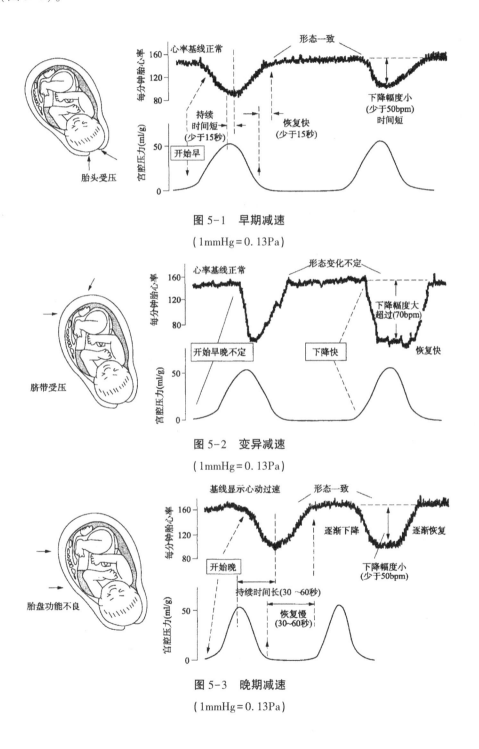

图 5-1 早期减速

(1mmHg＝0.13Pa)

图 5-2 变异减速

(1mmHg＝0.13Pa)

图 5-3 晚期减速

(1mmHg＝0.13Pa)

②预测胎儿宫内储备能力的方法：

无应激试验（non-stress test，NST）是指在无宫缩、无外界负荷刺激下，对胎儿进行胎心率宫缩图的观察记录，了解胎儿储备能力。本实验根据胎心率基线、胎动时胎心率变化分为反应型 NST、可疑型 NST 和无反应型 NST（表 5-1）。

表 5-1　NST 的评估及处理（SOGC 指南，2007 年）

参数	反应型 NST	可疑型 NST	无反应型 NST
基线	100~110 次/分	110~160 次/分 >160 次/分，<30 分钟基线上升	胎心过缓<100 次/分 胎心过速>160 次/分，>30 分钟基线不确定
变异	6~25 次/分（中等变异）	≤5 次/分（无变异及最小变异）	≤5 次/分， ≤25 次/分，>10 分钟正弦型
减速	无减速或偶发变异减速持续短于 30 秒	变异减速持续 30~60 秒	变异减速持续时间超过 60 秒晚期减速
加速（足月胎儿）	20 分钟内≥2 次加速超过 5 次/分，持续 15 秒	20 分钟<2 次加速超过 15 次/分，持续 15 秒	20 分钟<1 次加速超过 15 次/分，持续 15 秒
处理	观察或进一步评估	需进一步评估（复查 NST）	全面评估胎儿状况 生物物理评分 及时终止妊娠

宫缩压力试验（contractionstress test，CST）或缩宫素激惹试验（oxytocin challenge test，OCT）临产后或用缩宫素诱导宫缩，直至 10 分钟内出现 3 次宫缩，每次持续收缩 30 秒，用胎心监护仪记录胎心率的变化。如果多次宫缩后重复出现晚期减速，基线变异减少，胎动后无加速为 CST 阳性。如果基线有变异，胎动后伴加速，且无晚期减速，为 CST 阴性。阴性提示胎盘功能良好，1 周内胎儿无死亡风险，可 1 周后重复此试验。阳性则提示胎盘功能减退，但假阳性多，意义无阴性大，可进行胎盘功能检查综合分析。缩宫素激惹试验方法：观察孕妇 10 分钟无宫缩后，给予稀释缩宫素（1∶2000）静脉滴注。滴速自 8 滴/分钟开始，调至有效宫缩 3 次/10 分钟后行胎心电子监护。

生物物理评分：1980 年 Maiming 利用电子胎儿监护仪和 B 型超声联合监测胎儿宫内缺氧和胎儿酸中毒情况。综合监测比任何单独监测更准确。评分方法见表 6-2。满分 10 分，10~8 分无急慢性缺氧，8~6 分可能有急慢性缺氧，6~4 分有急性或慢性缺氧,4~2 分有急性缺氧伴有慢性缺氧,0 分有急慢性缺氧。

表 6-2　Manning 评分方法

项目	2分(正常)	0分(异常)
无应激试验(20 分钟)	≥2 次胎动伴有胎心率加速≥15 次/分,持续≥15 秒	<2 胎动伴,胎心率加速<15 次/分,持续<15 秒
胎儿呼吸运动(30 分钟)	≥1 次,持续≥30 秒	无或持续<30 秒
胎动(30 分钟)	≥3 次躯干和肢体活动(连续出现计 1 次)	≥2 次干和肢体活动肢体活动无活动或肢体完全伸展
肌张力	≥1 次躯干和肢体伸展复屈,手指摊开合并	无活动;肢体完全伸展;伸展缓慢,部分复屈
羊水量	最大羊水暗区垂直直径≥2cm	无或最大羊水暗区垂直直径<2cm

(6)羊膜镜检查:正常羊水呈透明淡青色或乳白色,透过胎膜可见胎发及漂动的胎脂碎片。胎粪污染时,羊水呈绿色、黄绿色,甚至草绿色;Rh 或 ABO 血型不合患者,羊水呈黄绿色或金黄色;胎盘早剥患者羊水可呈血色。

(7)血和尿中 hCG 测定:在受精后 10 天左右,即可在血和尿中测到 hCG,随孕卵发育逐渐上升,至 80 天左右达高峰,此后逐渐下降,维持一定水平到产后 2 周内消失。孕早期 hCG 测定反映胎盘绒毛功能状况,对先兆流产、葡萄胎监护具有意义,对晚孕价值不大。

(8)雌三醇

①24 小时尿雌三醇(E_3)测定:孕期 E3 主要由孕妇体内的胆固醇经胎儿肾上腺、肝以及胎盘共同合成。正常值为大于 15mg/24h;若为 10～15mg/24h 为警戒值;若<10mg/24h 为危险值,提示胎盘功能严重损害;若≤4mg/24h,则将发生胎死宫内。

②随意尿测雌激素与肌酐比值(E/C):因 24 小时内 E3 从尿液排出的量有一定波动,为了消除测随意尿不够准的误差,采用 24 小时内从肾脏排出比较稳定的雌激素与肌酐比值,能够准确地反映胎儿-胎盘单位功能。若 E/C>15 为正常,10~15 为警戒值,E/C<10 为危险值。

③测定孕妇血清中游离雌三醇值:采用放射免疫法。妊娠足月该值的下限(临界值)为 40nmol/L。若低于此值,表示胎儿胎盘单位功能低下。

(9)血清胎盘生乳素(humanplacentallactogen,HPL)　测定 HPL 是由胎盘产生

的特异产物,采用放射免疫法测定。于孕 5~6 周开始就可用免疫法在母血浆中测出 HPL,以后其量随孕周的增长而缓慢上升。到 15~30 周时上升加快,在 34 周时母血中 HPL 浓度可达高峰,以后维持此水平直至分娩。HPL 值隔日间无大的差异,但个体差异很大,故临床应用时必须作动态观察,自身对照。若妊娠足月<4mg/L 或突然下降 50%,提示胎盘功能低下。

(10)孕妇血清妊娠特异性 β 糖蛋白测定 用于检测胎盘功能,若该值于足月妊娠时<170mg/L,提示胎盘功能障碍。

(11)羊水检查 羊水中卵磷脂/鞘磷脂比值(lecithin/sphingomyelin,L/S),用于评估胎儿肺成熟度。羊水中肌酐值、胆红素类物质含量、淀粉酶值及脂肪细胞出现率分别用于评估胎儿肾、肝、唾液腺及皮肤成熟度。L/S>2 提示胎儿肺成熟;肌酐值≥176.8μmol/L 提示胎儿肾成熟;胆红素类物质值<0.02,提示胎儿肝成熟;淀粉酶值≥450U/L,提示胎儿唾液腺成熟;脂肪细胞出现率达 20% 则提示胎儿皮肤成熟。

(12)血清甲胎蛋白(α-fetoprotein,AFP)测定 从母血清或羊水中检测,AFP 异常增高是胎儿患开放性神经管缺陷的重要指标,如无脑儿、脊柱裂、脑脊膜膨出等。

(13)胎儿头皮血 pH 测定 可在宫颈扩张 1.5cm 以上时取胎儿头皮血,头皮血 pH 正常在 7.25~7.35,如在 7.20~7.24 提示胎儿可能轻度酸中毒,<7.20 则提示胎儿严重酸中毒。

4.处理原则 高危妊娠的治疗原则是预防和治疗导致高危妊娠的病因,以保障母儿安全,降低围生期的患病率及死亡率。

(1)病因治疗

①遗传性疾病:预防为主,做到早发现、早干预。对具有下列情况的孕妇应尽早进行羊水穿刺诊断检查:孕妇年龄≥35 岁;曾分娩过神经管开放性畸胎者;孕妇有先天性代谢障碍(酶系统缺陷)或染色体异常的家族史;曾生育先天愚型患儿或有家族史;有异常要终止妊娠。一般在妊娠 16 周左右进行羊膜腔穿刺。

②妊娠并发症:如前置胎盘、胎盘早剥,妊娠期高血压疾病等,易引起胎儿发育障碍或胎儿死亡,危及母体生命,应认真做好围生期保健,及时发现高危人群,预防并发症和不良结局的发生。

③妊娠合并症:妊娠合并心脏病由于缺氧常导致早产与胎儿生长发育迟缓,同时加重孕妇的心脏负担,甚至威胁孕妇的生命,故应加强孕期保健和产前检查,预防心力衰竭与感染。妊娠合并糖尿病由于胎儿血糖波动与酸中毒,可导致胎儿在

临产前突然死亡,应与内科医生合作,控制饮食,适当运动,遵医嘱正确使用胰岛素。妊娠合并肾病者主要危及孕妇安全,导致肾衰竭,胎儿可发生宫内发育迟缓,如出现肾功能衰竭的症状和体征应终止妊娠。孕期给予低蛋白饮食,积极控制血压,预防感染。

（2）一般治疗

①增加营养:给孕妇高热量、高蛋白、足够维生素及适量微量元素,有助于促进胎儿的生长发育。

②注意休息:以左侧卧位休息为宜,可避免增大的子宫对腹部椎前大血管的压迫,改善肾脏及子宫胎盘血循环,增加雌三醇的合成和排出量。

③提高胎儿对缺氧的耐受力:对有胎盘功能减退的孕妇,间歇吸氧,每日3次,每次30分钟。遵医嘱可给予10%葡萄糖液500ml加维生素C2g静脉滴注,每日1次,5~7日为一疗程,观察用药效果。

（3）产科处理

①预防早产:指导孕妇避免剧烈运动预防早产,必要时遵医嘱使用保胎药抑制宫缩等治疗。

②终止妊娠:应权衡母儿安危程度,做多项测定互相对照,避免单项测定导致假阳性或假阴性结果。若妊娠严重威胁母体健康或影响胎儿生存时,应考虑适时终止妊娠。终止妊娠的方法有引产和剖宫产两种。根据产科情况、宫颈成熟度、胎盘功能及胎儿有无宫内窘迫做出选择。对需终止妊娠而胎儿成熟度较差者,可于终止妊娠前使用肾上腺皮质激素促进胎儿肺成熟,预防新生儿呼吸窘迫综合征。

③产时处理:产程开始加强对母儿监护,观察产妇生命体征、自觉症状、胎心率、宫缩、羊水性状等变化,注意及时给氧。胎儿窘迫者,无论经阴道分娩还是行剖宫产,均应作好新生儿窒息抢救准备。新生儿娩出后首先清理呼吸道,必要时作气管插管加压给氧。对早产儿、宫内生长迟缓的新生儿,有感染可能或曾进行抢救的高危儿均重点监护。

（二）心理社会评估

高危孕妇在妊娠早期担心流产及胎儿畸形,妊娠28周后担心早产、胎死宫内等。孕妇可因为前次妊娠的失败对此次妊娠产生焦虑、抑郁;因为自己的健康与维持妊娠相矛盾而感到恐惧、无助感;也可因为不可避免的流产、死胎、死产、胎儿畸形而产生低自尊、悲观失落等情绪。要耐心评估高危孕妇的应对机制、心理承受能力及社会支持系统。

【常见的护理诊断/问题】

1. 知识缺乏　孕妇缺乏有关预防、监护高危妊娠的相关知识。

2. 焦虑/恐惧　与现实或设想的对自身及胎儿的健康威胁有关。

3. 功能障碍性悲伤　与现实的或预感到将会丧失胎儿有关。

【护理措施】

(一)一般护理

加强饮食指导,改善母儿的营养状况,利于胎儿的生长发育。与孕妇讨论食谱及烹饪方法,尊重其饮食嗜好,同时提出建议供选择。对妊娠合并糖尿病患者则要进行控制饮食及运动指导。建议左侧卧位休息,改善子宫胎盘血供;注意个人卫生,每次大小便后由前向后擦拭;保持室内空气新鲜,通风良好。

(二)心理护理

评估孕妇的心理状态,运用恰当的沟通方式与技巧,鼓励其诉说心里的不悦,收集与孕妇有关的言语和行为信息。与孕妇讨论分析产生心理矛盾的直接或间接原因,指导其正确的应对。采取必要的手段减轻和转移孕妇的焦虑和恐惧,鼓励和指导家人的参与和支持,为孕妇创造一个利于休息和治疗的环境,避免不良刺激。各种检查和操作之前向孕妇解释并提供指导,告知全过程及注意事项。

(三)病情观察

观察生命体征及自觉症状,如孕妇的脉搏、血压、活动耐受力,有无腹痛、阴道流血、高血压、水肿、心力衰竭、胎儿缺氧等症状和体征,有异常及时报告医生并记录处理经过。产时严密观察胎心率、宫缩及羊水的色、量,做好母儿监护。

(四)配合检查和治疗

认真执行医嘱并配合处理。为妊娠合并糖尿病孕妇做好血糖监测,正确留取血、尿标本;妊娠合并心脏病者则按医嘱正确给予药物,做好用药观察,间歇吸氧;为前置胎盘患者做好输血、输液准备;如需人工破膜、阴道检查、剖宫产术者及时做好用物准备及配合工作;做好新生儿的抢救准备。

(五)健康教育

按孕妇的高危因素给予相应的健康指导。提供相应的信息,嘱孕妇学会自我监测,及时去医院产前检查。

第三节　胎儿窘迫及新生儿窒息的护理

一、胎儿窘迫

胎儿窘迫(fetaldistress)指胎儿在宫内因急性或慢性缺氧危及胎儿健康和生命的综合症状。急性胎儿窘迫多发生在分娩期,慢性胎儿窘迫多发生在妊娠晚期。临产后发生者多是急性胎儿窘迫。

【护理评估】

(一)生理评估

1. 病因　胎儿窘迫的病因涉及多方面,可归纳为三大类。

(1)母体因素　母体血液含氧量不足是重要原因,轻度缺氧时母体多无明显症状,但对胎儿则会有影响。导致胎儿缺氧的母体因素有:

①微小动脉供血不足:如妊娠期高血压疾病、慢性肾炎和高血压等。

②红细胞携氧量不足:如重度贫血、心脏病心力衰竭和肺心病等。

③急性失血:如前置胎盘出血和创伤等。

④子宫胎盘血运受阻:急产或子宫不协调性收缩等;产程延长,特别是第二产程延长;子宫过度膨胀,如羊水过多和多胎妊娠;缩宫素使用不当,引起过强宫缩;胎膜早破致脐带受压等。

(2)胎儿因素

①胎儿畸形。②胎儿心血管系统功能障碍:如严重的先天性心血管疾病、母儿血型不合引起的胎儿溶血、胎儿贫血等。

(3)脐带、胎盘因素　脐带和胎盘是母体与胎儿间氧气及营养物质的输送传递通道,其功能障碍必然影响胎儿氧气及营养物质的获取。

①脐带血运受阻:如脐带缠绕、打结、扭转等。

②胎盘功能低下:如过期妊娠、胎盘发育障碍(过小或过大)、胎盘形状异常(膜状胎盘、轮廓胎盘等)和胎盘感染等。

2. 病理生理　胎儿窘迫的基本病理生理变化是缺血、缺氧引起的一系列变化。胎儿对缺氧有一定代偿能力。轻度或一过性缺氧可以通过减少自身及胎盘耗氧量、增加血红蛋白释氧而缓解,不产生严重代谢障碍及器官损害,但长时间重度缺氧则可引起严重并发症。缺氧初期可通过自主神经反射,兴奋交感神经,肾上腺儿茶酚胺及皮质醇分泌增多,使血压上升及胎心率加快。胎儿的大脑、肾上腺、心脏及胎盘血流增加,而肾、肺、消化系统等血流减少,出现羊水减少、胎儿发育迟缓等。若缺氧继续加重,则转为兴奋迷走神经,胎心率减慢。若缺氧继续发展,可引起严重的器官功能损害,尤其可以引起缺血缺氧性脑病,甚至胎死宫内。基本过程是从低氧血症至缺氧,然后转为代谢性酸中毒,主要表现为胎动减少、羊水少、胎心监护基线变异差,出现晚期减速。由于胎儿缺氧时肠蠕动亢进、肛门括约肌松弛,引起胎粪排出污染羊水。此过程形成恶性循环加重母儿危险。

3.临床表现　胎儿窘迫主要表现为:胎心音异常或胎心监护异常、胎动减少或消失、羊水粪染。胎心率持续<110次/分或持续>160次/分疑胎儿窘迫可能。

(1)急性胎儿窘迫　主要发生于分娩期,多因脐带因素(如脱垂、绕颈、打结等)、胎盘早剥、宫缩过强且持续时间过长及产妇处于低血压、休克等而引起。临床表现为胎心率改变,CST或OCT等出现晚期减速或严重的变异减速;羊水胎粪污染。胎粪污染羊水的程度可分为3度:Ⅰ度污染时羊水呈淡绿色,稀薄;Ⅱ度污染时,羊水呈黄绿色,较稠,可污染胎儿皮肤、黏膜及脐带;Ⅲ度污染时棕黄色,质稠厚,量少,是胎儿窘迫明显的表现。

(2)慢性胎儿窘迫　多发生在妊娠末期,往往延续至临产并加重。其原因多因孕妇全身性疾病或妊娠期疾病引起胎盘功能不全或胎儿因素所致。临床上除可发现母体存在引起胎盘供血不足的疾病外,随着胎儿慢性缺氧时间延长可发生胎儿宫内发育迟缓。

4.相关检查

(1)胎盘功能检查　胎儿窘迫的孕妇一般24小时尿E3值急骤减少30%-40%,或于妊娠晚期连续多次测定在10mg/24h以下。

(2)胎心电子监护　胎动时胎心率加速不明显,基线变异不明显,出现晚期减速、变异减速。

(3)胎儿头皮血血气分析　胎儿头皮血pH<7.20。

5.处理原则

(1)慢性胎儿窘迫应针对病因,根据孕周、胎儿成熟度和窘迫的严重程度决定处理。

①定期做产前检查,估计胎儿情况尚可,应使孕妇多取左侧卧位休息,争取胎盘供血改善,延长妊娠周数。

②情况难以改善,接近足月妊娠,估计在出生后胎儿生存机会极大者,可考虑行剖宫产。

③距离足月妊娠越远,胎儿娩出后生存可能性越小,应将情况向孕妇及家属说

明,尽量保守治疗以期延长妊娠周数。胎盘功能不佳者,胎儿发育必然受到影响,所以预后较差。

(2)急性胎儿窘迫

①宫口开全,胎先露部已达坐骨棘平面以下 3cm 者,应尽快助产经阴道娩出胎儿。

②宫颈尚未完全扩张,胎儿窘迫情况不严重,可予吸氧(面罩供氧),通过提高母体血氧含量,以改善胎儿血氧供应。同时嘱产妇左侧卧位,观察 10 分钟,若胎心率变为正常,可继续观察。若因使用缩宫素宫缩过强造成胎心率异常减缓者,应立即停止滴注,继续观察是否能转为正常。病情紧迫或经上述处理无效者,应立即行剖宫产结束分娩。

(二)心理社会评估

孕产妇及家属因为胎儿的生命遭遇危险而产生焦虑,对需要手术结束分娩产生犹豫、无助感。对于胎儿不幸死亡的孕产妇,感情上受到强烈的创伤,通常会经历否认、愤怒、抑郁、接受的过程。

【常见的护理诊断/问题】

1.气体交换受损　(胎儿)与子宫胎盘的血流改变、血流中断(脐带受压)或血流速度减慢(子宫–胎盘功能不良)有关。

2.焦虑/恐惧　(孕妇)预感到胎儿的健康受到威胁有关。

3.预感性悲哀　(孕妇)与胎儿可能夭折有关。

【护理措施】

(一)一般护理

一旦发生胎儿窘迫,立即左侧卧位,给予吸氧,并解释。护理人员仔细评估母儿状况,分析发生胎儿窘迫的可能病因。

(二)心理护理

1.向孕产妇及家属提供相关信息及情绪支持,包括目前发生的情况、医疗处置的目的、配合、预期结果,有助于减轻焦虑,也可帮助他们面对现实;持续陪伴,对他们的疑虑及感受,给予适当的解释。

2.对于胎儿不幸死亡的孕产妇及家属,给予安排一个无其他新生儿和产妇的单人房间,护士陪伴产妇或安排家人陪伴产妇,勿让产妇独处、孤立;鼓励产妇诉说悲伤,勿急于提供解说,接纳其哭泣及抑郁的情绪,陪伴在旁了解情况后再给予安慰;如果产妇及家属愿意,护理人员可提供机会让他们看死婴并同意他们为死婴做一些事情,包括沐浴、更衣、命名、拍照或举行丧礼。但事先应向他们描述死婴的情况,如"死婴脸色不好看,身上有淤紫、冷冷的"等,使之有心理准备,帮助他们使用适合自己的压力应对方法和技巧。

(三)病情观察

严密监测胎心率变化,一般每 15 分钟听 1 次胎心音或持续胎心电子监测,持续监测胎心率及胎心基线变异、与胎动或宫缩的关系。

(四)协助医生处理

若在滴注缩宫素时发生胎儿窘迫,应立即停止并改用其他静脉输液;需要手术终止妊娠者,立即做好术前准备;如宫口开全、胎先露部已达坐骨棘平面以下 3cm 者,应尽快助产娩出胎儿,并做好抢救新生儿窒息的准备。

(五)健康教育

指导孕妇规范产前检查非常重要,学会自数胎动,可及时发现孕妇或胎儿异常情况的出现,如妊娠期高血压疾病、前置胎盘、过期妊娠、胎盘老化、胎儿发育迟缓、妊娠合并心脏病、慢性肾炎、严重贫血等,从而判断出对胎儿的危害程度,制定相应的方案预防或治疗。指导孕妇自觉身体不适、胎动减少应及时就医。对治疗无效者,若已近足月,未临产,及早终止妊娠,可改善结局。

二、新生儿窒息

新生儿窒息(neonatalasphyxia)是指胎儿娩出后 1 分钟,仅有心跳无自主呼吸或未能建立规律呼吸的缺氧状态,严重窒息是导致新生儿伤残和死亡的重要原因之一。新生儿窒息是新生儿出生后最常见的紧急情况,必须积极抢救和正确处理,以降低新生儿死亡率及预防远期后遗症。

【护理评估】

(一)生理评估

1.病因　凡是能造成胎儿或新生儿缺氧的因素均可以导致新生儿窒息。

(1)孕母因素　母体患有全身性疾病(如妊娠高血压疾病、严重贫血、心脏病、急性传染病等)、孕母吸毒或(和)吸烟、孕妇年龄大于 35 岁或小于 16 岁。

(2)胎盘和脐带因素　如胎盘功能不全、前置胎盘、胎盘早剥等;脐带因素,如脐带扭转、打结、绕颈、脱垂等。

(3)分娩因素　难产、手术产(高位产钳)及产程中药物(镇静剂、麻醉剂等)使用不当等。

（4）胎儿因素　早产儿、胎肺发育不成熟、颅内出血以及严重的中枢神经系、心血管系畸形和膈疝等。

2. 临床表现

（1）轻度（青紫）　窒息 Apgar 评分 4～7 分。新生儿面部与全身皮肤青紫；呼吸表浅或不规律；心跳规则，强而有力，心率减慢（80～120 次/分）；对外界刺激有反应；四翻屈，肌肉张力好；喉反射存在。

（2）重度（苍白）　窒息 Apgar 评分 0～3 分。皮肤苍白，口唇暗紫；无呼吸或仅有喘息样微弱呼吸；心跳不规则，心率<80 次/分，且弱；对外界刺激无反应，肌肉张力松弛；喉反射消失。

出生后 5 分钟对估计预后有重要意义。评分越低、酸中毒和低氧血症越重，新生儿死亡率及日后发生脑部后遗症的机会明显增加。

3. 相关检查　连续监测 pH、$PaCO_2$ 和 PaO_2 作为应用碱性药物和供氧的依据。根据病情选择监测血糖、电解质及血尿素氮、肌酐等生化指标。

4. 处理原则

（1）积极预防及治疗孕母疾病。

（2）早期预测　估计胎儿娩出后有窒息危险时，应在人员、仪器、物品等方面做好充分的准备工作。

（3）及时复苏　按照 ABCDE 复苏方案进行复苏。A（airway）：清理呼吸道；B（breathing）：建立呼吸；C（circulation）：维持正常循环；D（drugs）：药物治疗；E（evaluation）：评价。其中 ABC 三步最为重要：A 是根本，B 是关键，评价和保温贯穿于整个复苏过程。

（4）复苏后处理　评估和监测呼吸、心率、血压、尿量、肤色及血氧饱和度和神经系统症状等，注意维持内环境稳定，控制惊厥，治疗脑水肿。

（二）心理社会评估

产妇可产生悲伤、焦虑或恐惧心理，担心失去孩子，不知所措。

【常见的护理诊断/问题】

1. 新生儿气体交换受损　与胎儿窘迫吸入污染羊水阻塞气道有关。

2. 有新生儿受伤的危险　与新生儿窒息、抢救、脑缺氧有关。

3. 焦虑/恐惧（母亲）　与新生儿的生命受到威胁有关。

【护理措施】

（一）一般护理

在适宜的温度下新生儿的新陈代谢和耗氧量最低，因此在新生儿护理的整个治疗过程中要注意减少热量的散失和保暖。新生儿娩出后立即置于远红外线或其他方法预热的保暖台上;温热干毛巾擦干头部及全身,减少散热;可以将患儿置于远红外线保暖床上(30~32℃),病情稳定后置暖箱中保温或热水袋保温,维持患儿肛温在36.5~37℃之间。

(二)心理护理

耐心细致地向患儿家属说明病情,告知目前的情况及可能的预后,帮助家长树立信心,促进父母角色的转变。

(三)缓解症状的护理

1.复苏　新生儿窒息的复苏应该由产科医生和儿科医生、护士共同合作进行。复苏流程严格按照(A→B→C→D→E)步骤进行,顺序不能颠倒,复苏过程中严密心电监护。

(1)A 通畅气道:要求 15 ~ 20 秒内完成。摆好体位,肩部以布卷垫高2~2.5cm。使颈部轻微伸仰;立即吸净口、咽、鼻黏液,吸引时间不超过10秒,先吸口腔,再吸鼻腔黏液。

(2)B 建立呼吸:①触觉刺激:拍打足底和摩擦婴儿背部促使呼吸出现。如果婴儿经过触觉刺激后出现正常呼吸,心率>100 次/分,肤色红润或仅手足青紫者可以观察;②正压通气:如果经过触觉刺激无自主呼吸建立或心率<100 次/分,应该立即用复苏器加压给氧。通气频率为40~60 次/分。吸呼比为1:2,压力以可见胸动和听诊呼吸音正常为宜。30 秒后再评估,如果心率 100 次/分,出现自主呼吸可以观察;如果无规律性呼吸或心率<100 次/分,需要气管插管正压通气。

(3)C 恢复循环:气管插管正压通气 30 秒后,心率<60 次/分或心率在60~80次/分之间不再增加,应同时进行胸外心脏按压。①双拇指法:操作者双拇指并拢或重叠于患儿胸骨体下 1/3 处,其他手指围绕胸廓托在后背;②中、示指法:操作者一手的中、示指按压胸骨体下 1/3 处,另一只手或用硬垫支撑患儿背部;按压频率为 90 次/分(按压 3 次,正压通气 1 次,每个动作周期包括 3 次按压和 1 次人工呼吸,双人配合,耗时约 2 秒),按下深度为 1.5~2cm,按压放松过程中,手指不离开胸壁;按压有效时间可摸到股动脉搏动。胸外心脏按压 30 秒后评估心率恢复情况。

(4)D 药物治疗:①建立有效静脉通路;②保证药物的应用:胸外心脏按压 30秒不能恢复正常循环时,遵医嘱给予 1:10000 肾上腺素 0.1~0.3ml/kg 静脉或气管注入;心率仍<100 次/分,可根据病情酌情用纠酸、扩容剂,有休克症状者可给多巴胺或多巴酚丁胺;对婴儿出生前 6 小时内曾用过麻醉药者,可用纳洛酮静脉或气

管内注入。

2.复苏后护理　复苏后仍然要严密观察体温、呼吸、面色、心率、四肢末梢循环及神经反射等,肌张力、大小便情况,保持呼吸道通畅。注意酸碱失衡、电解质紊乱、感染和喂养问题。认真观察并做好记录。

第六章 妊娠期并发症妇女的护理

孕妇在妊娠期随妊娠进展会带来身体的不适,有的甚至会发生妊娠期并发症,严重者危及母儿的生命。因此,积极预防妊娠期并发症是保证母子平安的重要手段,也是医护人员的重要职责。

第一节 自然流产

妊娠不足 28 周,胎儿体重不足 1000g 而终止者,称流产。流产可分为自然流产和人工流产,. 流产的定义本节主要叙述自然流产。自然流产的发病率约占全部妊娠的 10%~15%,发生在 12 周前的流产称早期流产,占大多数;发生在 12 周或之后者的流产称晚期流产。

【护理评估】

(一)生理评估

1.病因

(1)胚胎因素 染色体异常是导致早期流产最常见的原因,约占 50%~60%。染色体异常包括数目异常,如三倍体、多倍体等;其次为结构异常,如染色体的断裂、倒置、缺失、易位等。除遗传因素外,感染、药物等因素也可导致胚胎染色体异常。

(2)母体因素

①全身性疾病 孕妇患全身性疾病,如高热,严重感染、严重贫血、心力衰竭等,可导致流产。

②生殖器官异常 子宫畸形(如子宫发育不良、双子宫)、子宫肌瘤等均可影响胚胎着床发育导致流产。宫颈重度裂伤、宫颈内口松弛等,易引起胎膜早破导致晚期自然流产。

③内分泌异常 内分泌功能异常,如黄体功能不全、甲状腺功能减退、糖尿病血糖控制不良等,均可导致流产。

④强烈应激与不良习惯 严重的躯体创伤(手术、腹部直接撞击)或心理不良刺激(精神创伤、过度恐惧、紧张)、孕妇过量吸烟、酗酒、吸毒等均可导致流产。

⑤免疫功能异常 包括自身免疫功能异常和同种免疫功能异常。前者在临床上可表现为自然流产,甚至复发性流产,后者有可能是不明原因复发性流产的原因。

(3)父亲因素 精子的染色体异常可以导致自然流产,但精子畸形率增高是否与自然流产有关尚无明确证据。

(4)环境因素 妊娠期接触放射线、化学类物质以及外界不良因素影响等,也可导致流产。

2.病理 妊娠8周前的流产,因早期胚胎多先死亡,胎盘绒毛尚未发育成熟,与子宫蜕膜联系不牢固,妊娠产物多可完整从子宫壁分离排出,出血不多;妊娠8~12周,胎盘绒毛发育旺盛,与蜕膜联系牢固,妊娠产物不易完整分离排出,出血较多;妊娠12周后,胎盘已完全形成,流产过程与足月产相似,先有腹痛然后排出胎儿、胎盘。如胎儿在宫腔内死亡时间过长,周围被血块包围,可形成血块样胎块而引起出血不止,也可能发生胎儿钙化形成石胎,偶尔可见纸样胎儿、浸软胎儿等病理表现。

3.类型及临床表现 主要为停经后阴道流血和腹痛。流产的临床类型不同,症状和体征也有差异。按自然流产发展的不同阶段分为以下类型:

(1)先兆流产(threatenedabortion) 指妊娠28周前出现少量阴道流血,色暗红或血性白带,量比月经量少,伴有下腹轻微酸胀痛,无妊娠物排出。妇科检查:宫颈口未开,胎膜未破,子宫大小与停经周数相符。经过休息及治疗后症状消失,可继续妊娠,若阴道流血量增多或下腹疼痛,可发展为难免流产。

(2)难免流产(inevitableabortion) 由先兆流产发展而来,流产已不可避免。阴道流血量增多,下腹部阵发性疼痛加剧或出现阴道流液。妇科检查:宫口已扩张,有时可见胚胎组织或胎囊堵塞于宫颈口内,子宫大小与停经周数基本相符或稍小。

(3)不全流产(incompleteabortion) 由难免流产发展而来,部分妊娠物排出宫腔,但仍有部分残留于宫腔内或嵌顿于宫颈口而影响子宫收缩。下腹部疼痛较重,可导致出血过多甚至休克。妇科检查:扩张的宫颈口有妊娠物,堵塞并持续流血,子宫小于停经周数。

(4)完全流产(completeabortion) 指胚胎或胎儿已全部从母体排出。阴道流血逐渐停止,腹痛消失。妇科检查:宫颈口已关闭,子宫恢复正常大小。

自然流产临床过程简示如下:

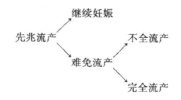

此外,流产还有三种特殊情况。

(1)稽留流产(missedabortion):指胚胎或胎儿在子宫腔内已死亡但未自然排出者。表现为子宫不随妊娠月份增大反而缩小,胎动消失。妇科检查发现:子宫颈口未开,子宫小于妊娠月份,尿妊娠试验阴性。

(2)复发性流产(recurrentspontaneousabortion,RSA):指同一性伴侣连续发生3次或3次以上的自然流产,又称习惯性流产。每次流产常发生在同一妊娠月份,其临床经过与一般流产相同。复发性流产大多数为早期流产。

(3)流产合并感染(septicabortion):流产过程中,如果阴道流血时间长、宫腔内有残留组织或操作不当等,有可能引起宫腔内感染。严重时可并发盆腔炎、腹膜炎、败血症,甚至感染性休克。

4.相关检查

(1)B型超声检查　根据B型超声是否见到妊娠囊、妊娠囊的形态及大小、有无胎心搏动,确定胚胎或胎儿是否存活及流产类型。

(2)妊娠试验　抽血检查绒毛膜促性腺激素(hCG),若检测值低于正常值,则有流产的可能。

(3)孕激素测定　测定血孕酮水平,能协助判断先兆流产的预后。

5.处理原则

(1)先兆流产　要求保胎治疗者,绝对卧床休息,禁止性生活。给予黄体酮、维生素E等保胎治疗。采用B型超声检查和血hCG动态监测胚胎发育情况,给予相应处理。

(2)难免流产　一旦确诊,应尽早清除宫腔内胚胎组织。早期流产应及时行清宫术,对妊娠物仔细检查,并送病理检查;晚期流产时,子宫较大,出血较多,可用缩宫素10~20U加于5%葡萄糖注射液500ml静脉滴注,促进子宫收缩。

(3)不全流产　一旦确诊,应尽早清除宫腔内胚胎组织。有休克者应输血、输液抗休克,清宫术后应用子宫收缩剂和抗生素,以防出血和感染。

(4)完全流产　随诊观察,不需特殊处理。

(5)稽留流产　明确诊断后,应住院治疗,尽早排除宫腔内妊娠物。稽留流产时间长的患者可因坏死退化的胎盘蜕膜释放凝血酶进入血液循环引起弥散性血管内凝血(disseminated-intravascularcoagulation,DIC)的发生,因此术目前应行凝血功能检查,如出血时间、凝血时间、血小板计数、血纤维蛋白原测定等,并做好备血、输血准备工作。如凝血功能正常,给予口服炔雌醇1mg,每日2次,连用5日,提高子宫平滑肌对缩宫素的敏感性。子宫小于12周者,可行刮宫术,术中给予缩宫素减少出血。子宫大于12周者,可使用米非司酮加米索前列醇,或静脉滴注缩宫素,促使胎儿和胎盘排出。

(6)复发性流产　首先查找原因,夫妻双方做染色体及血型鉴定;精液免疫功能系列检查;弓形体、沙眼衣原体、支原体检查以及宫颈内口的检查,找出流产的原因,并进行针对性治疗。如宫颈内口松弛者宜在妊娠14~18周之间行宫颈内口环扎术,术后定期随诊,近预产期时提前住院,分娩前拆除缝线。

(7)流产合并感染　治疗原则是积极控制感染,尽快清除宫腔残留组织。如阴道流血不多,应用广谱抗生素2~3天,控制感染后再行清宫术;如阴道流血量多,先用卵圆钳将宫腔内残留大块组织夹出,同时给予抗生素静脉滴注,必要时输血,术后继续用抗生素,待感染控制后再彻底清宫。

(二)心理社会评估

孕妇和家属因阴道流血担心胎儿安危而感到焦虑和恐惧。先兆流产孕妇,担心出血会继续增多,保胎失败失去胎儿。复发性流产的孕妇会精神更加紧张,担心是否再次流产。因此,应评估孕妇及家属对流产的想法、心理承受能力和情绪反应,评估家庭成员能否给孕妇提供有力的心理支持。

【常见的护理诊断/问题】

1.有感染的危险　与阴道出血时间过长、宫腔内容物残留及宫腔手术有关。

2.预感性悲哀　与可能失去胎儿有关。

3.潜在并发症　出血性休克、感染。

【护理措施】

(一)一般护理

嘱患者卧床休息,为其提供日常生活护理,合理饮食,加强营养,防止贫血,增强机体抵抗力。

(一)心理护理

以热情诚恳的态度关心、体贴患者,重视患者的心理问题,针对性地进行心理疏导,给予心理支持;先兆流产患者保胎期间,嘱孕妇保持情绪平稳;已流产者,告之患者及其家属流产的原因,指导下次妊娠。

(三)缓解症状的护理

1.先兆流产患者的护理 住院保胎的孕妇,应密切观察其腹痛程度、阴道流血量的变化,减少各种刺激,配合医生进行保胎治疗,遵医嘱应用保胎药物。

2.妊娠不能继续患者的护理 监测患者体温、脉搏及血压的变化;配合医师,采取积极措施,做好清宫术前的准备,协助医生完成手术过程,刮出组织及时送病检。术后严密观察体温、脉搏、血象等,及早发现有无感染的现象,按医嘱进行抗感染处理;加强会阴部护理,保持会阴部清洁;观察阴道流血的量、色、味等,嘱孕妇流产后1个月来院复查,确定无禁忌证后方可开始性生活。

(四)健康教育

与孕妇及家属共同讨论此次流产的原因,讲解流产的相关知识,为再次妊娠做好准备。有复发性流产史的孕妇在下一次妊娠确诊后应卧床休息,加强营养,禁止性生活等,治疗时间必须超过以往发生流产的妊娠月份。黄体功能不全者,遵医嘱使用黄体酮治疗;宫颈内口松弛者应行宫颈内口修补术,如已妊娠,可于妊娠14~18周行子宫内口缝扎术。

第二节 异位妊娠

受精卵在子吕体腔以外着床发育时,称异位妊娠(ectopicpregnancy),习称宫外孕(extrauterinepregnancy)。是妇产科常见的急腹症,发病率约2%,是孕产妇死亡原因之一,早期的诊断和处理可提高患者的存活率和保留生育能力。

异位妊娠依受精卵在子宫体腔外种植部位不同而分为:输卵管妊娠、卵巢妊娠、腹腔妊娠、阔韧带妊娠、宫颈妊娠。其中以输卵管妊娠最为常见,占95%左右。输卵管妊娠中,以输卵管壶腹部妊娠最多,约占78%,其次为输卵管峡部,伞部,间质部少见(图6-1)。本节主要阐述输卵管妊娠。

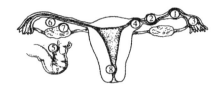

图6-1 异位妊娠部位

①输卵管壶腹部妊娠②输卵管峡部妊娠③输卵管伞部妊娠
④输卵管间质部妊娠⑤腹腔妊娠⑥阔韧带妊娠⑦卵巢妊娠⑧宫颈妊娠

【护理评估】

(一)生理评估

1.病因　任何影响受精卵正常进入宫腔的因素都有可能导致输卵管妊娠。

(1)输卵管炎症　是输卵管妊娠的主要原因,输卵管黏膜炎可使输卵管管腔黏膜粘连、管腔变窄或纤毛缺损,导致受精卵在输卵管内运行受阻;输卵管周围炎因输卵管与周围粘连、输卵管扭曲、管腔狭窄、管壁蠕动减弱等,影响受精卵运行。

(2)输卵管妊娠史或手术史　有输卵管妊娠史及其他手术史者,输卵管妊娠的发生率为10%~20%。曾因不孕接受输卵管粘连分离术、输卵管成形术者,再妊娠时易发生输卵管妊娠。

(3)输卵管发育不良或功能异常　输卵管过长、肌层发育差、黏膜纤毛缺乏均可致输卵管妊娠;另外,精神因素可致输卵管痉挛和蠕动异常,干扰受精卵输送。

(4)其他　子宫肌瘤或卵巢肿瘤压迫输卵管,使受精卵运行受阻。输卵管子宫内膜异位可增加受精卵着床于输卵管的可能。

2.病理　输卵管妊娠时,由于输卵管管腔小、管壁薄、缺乏黏膜下组织,不能适应受精卵的生长发育,因此,当输卵管妊娠发展到一定程度时,可出现以下结局:

(1)输卵管妊娠流产　多见于输卵管壶腹部妊娠,常于妊娠8~12周发生。由于输卵管妊娠时蜕膜形成不完整,发育中的囊胚向管腔突出,最终突破包膜而出血(图6-2)。

(2)输卵管妊娠破裂　多见于输卵管峡部妊娠,常于妊娠6周左右发生。囊胚生长时绒毛侵蚀管壁肌层、浆膜层,最终穿破浆膜层,形成输卵管妊娠破裂(图6-3),可发生短时间内大量的腹腔内出血。

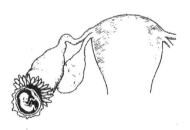 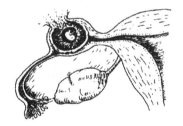

图6-2　输卵管妊娠流产　　　图6-3　输卵管妊娠破裂

(3)陈旧性宫外孕　输卵管妊娠流产或破裂,积聚在盆腔中的血块机化变硬,与周围组织粘连。

(4)继发性腹腔妊娠　输卵管妊娠流产或破裂后,胚胎排入腹腔内如仍存活,胚胎的绒毛组织附着于原处或种植于腹腔脏器、大网膜处获得营养而继续生长发育形成继发性腹腔妊娠。

输卵管妊娠和正常妊娠一样,滋养细胞产生的 hCG 维持黄体生长,使甾体激素分泌增加,因此月经停止来潮,子宫增大变软,子宫内膜出现蜕膜反应。若胚胎死亡,滋养细胞则失去活力,蜕膜自宫壁剥离而发生阴道流血。有时蜕膜随阴道流血呈碎片排出,有时蜕膜完整剥离呈三角形的蜕膜管型排出。

3.临床表现　输卵管妊娠的临床表现轻重与受精卵着床部位、有无流产或破裂、出血量多少、时间长短等有关。

(1)症状

①停经:患者大都有 6~8 周的停经史,有 20%~30%的患者将不规则阴道流血误认为是月经而主诉无停经史。

②腹痛:是输卵管妊娠患者就诊的最主要症状,占95%。如输卵管妊娠未发生流产或破裂之前,常表现为一侧下腹部隐痛或酸胀感。当发生输卵管妊娠流产或破裂,患者常突感一侧下腹部撕裂样疼痛伴恶心、呕吐。如血液积聚在子宫直肠陷凹,可出现肛门坠胀感;如血液流向全腹,患者则表现为全腹痛;血液刺激膈肌,可出现肩胛放射性疼痛和胸部疼痛。

③阴道流血:占 60%~80%。胚胎死亡后,阴道常有不规则流血,色暗红,量少,一般不超过月经量。流血时常伴有蜕膜管型或蜕膜碎片排出,为剥离的子宫蜕膜。

④晕厥与休克:与输卵管妊娠破裂致大出血和疼痛有关,严重程度与腹腔内出血的量和速度成正比。

⑤腹部包块:输卵管妊娠流产或破裂所形成的血肿时间过久,血液凝固与周围组织器官发生粘连后可形成包块。

(2)体征

①一般情况:由于失血,患者呈贫血貌;如短时间内有大量出血,可出现面色苍白、体温下降、脉搏细速、血压下降等休克表现。

②腹部检查:下腹有明显的腹膜刺激征,以患侧为甚。出血较多时,叩诊有移动性浊音。有些患者可在下腹触及包块。

③盆腔检查:阴道内有少量血液。输卵管妊娠流产或破裂者,阴道后穹窿因有积血而饱满、有触痛。宫颈抬举痛或摇摆痛明显,此为输卵管妊娠的重要体征。内出血增多时,检查子宫有漂浮感。

4.相关检查

(1)阴道后穹隆穿刺术　是一种简单、可靠的检查方法,主要用于怀疑腹腔有内出血的患者。腹腔内出血易积聚于子宫直肠陷凹,即使出血不多,也能经阴道后穹窿抽出血液。如抽出暗红色不凝血提示腹腔内有血。但穿刺阴性时也不能完全否定输卵管妊娠的诊断(经阴道后穹窿穿刺术的具体操作方法及护理详见《妇产科护理学实践指导》第十五章)。

(2)hCG 与孕酮测定　血、尿 hCG 测定是早期诊断异位妊娠的重要方法,检测阳性有助于诊断;血清孕酮的测定对判断正常妊娠胚胎发育情况有帮助。

(3)B 型超声检查　对诊断异位妊娠必不可少,有助于明确异位妊娠的部位、大小。可见宫旁有轮廓不清的液性或实性包块,甚至可见胚囊或胎心搏动,但宫腔内无妊娠物。

(4)腹腔镜检查　是异位妊娠诊断的金标准,且可在确诊的同时行手术治疗。主要用于输卵管妊娠尚未破裂或流产的早期和诊断有困难的患者,腹腔镜下可直接见到一侧输卵管肿大,表面紫蓝色及腹腔内出血情况(腹腔镜检查具体操作方法及护理详见《妇产科护理学实践指导》第二十二章)。

(5)子宫内膜病理检查　较少用,其目的是排除宫内妊娠流产。

5.处理原则　异位妊娠的处理方法有药物治疗和手术治疗。

(1)药物治疗　适用于早期输卵管妊娠、要求保留生育能力的年轻患者。符合下列条件可采用此法:①无药物治疗的禁忌证;②输卵管妊娠未发生破裂;③妊娠囊直径≤4cm;④血 hCG<2000IU/L;⑤无明显内出血者。常用药物为甲氨蝶呤(MTX),它可抑制滋养细胞增生、破坏绒毛,使胚胎组织坏死、脱落和吸收。

(2)手术治疗　根据患者出血量的多少、是否保留生育功能以及对侧输卵管情况,分保守治疗和根治术。对大量腹腔内出血伴有休克症状者,应在积极纠正休克的同时行患侧输卵管切除术。近年来采用腹腔镜下手术治疗输卵管妊娠已经成为主要手段,可在腹腔镜直视下穿刺输卵管的妊娠囊吸出囊液或切开输卵管吸出胚胎、注入药物或行输卵管切除术。

(二)心理社会评估

由于输卵管妊娠流产或破裂,患者突发剧烈腹痛和急性出血及妊娠的终止,患者常表现为恐慌、害怕、焦虑、无助、哭泣等情绪的反应,有的患者还存在自尊问题,担心以后的受孕能力。因此,应评估患者及家属的心理承受能力和情绪反应,评估家庭成员能否给患者提供有力的心理支持。

【常见的护理诊断/问题】

1.潜在并发症　失血性休克。

2.恐惧或焦虑　与担心生命安危及手术治疗有关。

3. 有感染的危险　与失血后抵抗力降低有关。

【护理措施】

(一)一般护理

1. 绝对卧床休息　避免因腹部压力增大导致输卵管妊娠破裂,卧床期间,为患者提供日常生活护理。

2. 加强营养指导　摄取足够的营养物质,尤其是富含铁、蛋白的食物,如动物肝脏、豆制品、黑木耳等,以促进血红蛋白的增加,纠正贫血,增强机体抵抗力。多食含粗纤维的食物,保持大便通畅,防止腹胀或便秘,避免诱发输卵管妊娠破裂。

(二)心理护理

1. 术前　向患者及家属解释手术的必要性及手术过程,以减少患者的紧张、恐惧心理,协助患者接受手术治疗方案。

2. 术后　帮助患者接受此次妊娠失败的事实,同时向其讲解异位妊娠的相关知识,以缓解不良情绪,提高自我保健意识。

(三)缓解症状的护理

1. 手术治疗患者的护理

(1)配合医生积极纠正休克　严重内出血并发休克者,立即给患者取平卧位,给予氧气吸入,注意保暖。快速建立静脉通道,迅速补充血容量,做好交叉配血试验,准备输血。严密监测生命体征变化,每隔 10~15 分钟测量血压、脉搏、呼吸 1 次,观察患者的神志、意识等状况、并注意尿量的变化。

(2)做好手术前准备　在积极配合医生纠正休克的同时,在短时间内做好急诊手术前准备,如立即禁食禁饮、皮肤准备、药物皮试、配血、留置导尿管、术前给药等;并配合医生行必要的检查,尽快确诊,如做好阴道后穹隆穿刺的术前准备。

(3)术后病情观察　严密观察手术后患者的生命体征,观察伤口有无渗血,有无阴道流血、腹痛、发热等情况。

2. 非手术治疗患者的护理

(1)避免刺激,告之患者避免突然改变体位、用力排便等增加腹压的动作,禁止性生活、禁止灌肠,忌按压患者下腹部以减少输卵管妊娠破裂的机会。

(2)密切观察病情变化,及时发现病情变化,及早处理。如腹痛突然加重、肛门坠胀感明显或面色苍白、脉搏加快等应立即报告医生并做好急诊手术准备。

(3)保持外阴部清洁,每日擦洗外阴部,指导患者勤换会阴垫,避免感染。

（4）留取标本并送检,监测治疗效果。

（5）遵医嘱按时给予化疗药物治疗,并做好观察。

（四）健康教育

1.注意休息,加强营养,纠正贫血,增强机体抵抗力。

2.注意外阴清洁,严禁性生活和盆浴 1 个月。

3.预防和治疗盆腔炎症。

4.下次妊娠时要及时就医,及早排除异位妊娠的发生。

第三节　早　产

早产是指妊娠满 28 周至不足 37 周(196~258 日)间分娩者。此时娩出的新生儿称早产儿,体重为 1000~2499g。且各器官发育不成熟。据统计,国内早产占分娩总数的 5%~15%。出生 1 岁以内死亡的婴儿约 2/3 为早产儿。因此防止早产是降低围生儿死亡率的重要措施。

【护理评估】

（一）生理评估

1.早产的原因及分类　早产按原因可分为三类:自发性早产、未足月胎膜早破早产和治疗性早产。

（1）自发性早产　最常见,约占 45%。发生机制主要为:①孕酮撤退;②缩宫素作用;③蜕膜活化。

高危因素:早产史、妊娠间隔短于 18 个月或大于 5 年、早孕期有先兆流产、宫内感染、细菌性阴道病、不良生活习惯(每日吸烟≥10 支,酗酒)、贫困和低教育人群、孕期高强度劳动、子宫过度膨胀及胎盘因素(前置胎盘、胎盘早剥等)。

（2）未足月胎膜早破　早产病因及高危因素:PPROM 史、体重指数(BMI)<19.8kg/m^2、营养不良、吸烟、宫颈功能不全、子宫畸形、宫内感染、细菌性荫道病、子宫过度膨胀等。

（3）治疗性早产　由于母体或胎儿的健康原因不允许继续妊娠,未足 37 周时采取引产或剖宫产终止妊娠。终止妊娠的常见指征:子痫前期、胎儿窘迫、胎儿生长受限、羊水过多或过少、胎盘早剥、妊娠合并症等。

2.临床表现　主要临床表现是出现子宫收缩,最初为不规律收缩,常伴有阴道少量出血或血性分泌物排出,后发展为规律宫缩。

（1）先兆早产　指规律或不规律宫缩，并伴宫颈管进行性缩短。

（2）早产临产　①出现规律宫缩，即 20 分钟≥4 次，或 60 分钟≥8 次，并伴有宫颈进行性改变；②宫口扩张至 1cm 以上；③宫颈展平≥80%。早产的分娩过程与足月产相似。

3.相关检查

（1）早产的预测及检查方法　早产预测具有重要的意义：对有自发性早产高危因素的孕妇在 24 周以后定期预测，有助于评估早产风险。预测早产的检查方法：①阴道超声检查：宫颈长度<25cm，或宫颈内口漏斗形成伴宫颈缩短，提示早产风险增大；②阴道后穹窿分泌物检测胎儿纤维连结蛋白（fetal fibronectin，fFN），对预测早产的发生有一定参考价值。

（2）胎心监护仪　连续监护胎心和宫缩的变化，可动态观察胎儿在宫腔内的状况。

（3）阴道 B 型超声　除检测胎盘功能、羊水量、宫颈长度及宫颈内口情况可预测是否会发生早产外；还可通过检测胎儿双顶径、股骨长度等评估胎儿体重。

4.处理原则　若胎膜未破，在母胎情况允许下尽可能保胎至 34 周，若确诊为早产临产，应尽力抢救早产儿，提高其存活率。

（二）心理社会评估

当早产将成为事实时，孕妇会产生自责。同时，由于担心新生儿能否存活、早产带给新生儿不利影响等而产生严重的心理负担。因此，应评估孕妇及家属对早产的态度、心理承受能力和情绪反应，评估家庭成员能否给孕妇提供有力的心理支持。

【常见的护理诊断/问题】

1.疼痛　与子宫收缩有关。

2.焦虑　与担心早产儿安危有关。

3.有围产儿受伤的危险　与早产儿发育不成熟、抵抗力低有关。

【护理措施】

（一）一般护理

先兆早产的孕妇，应绝对卧床休息，采取左侧卧位，给予氧气吸入。

（二）心理护理

患者可因担心新生儿能否存活，产生焦虑情绪和内疚感，应安定患者的情绪，讲解分娩过程、治疗程序、早产儿出生后将接受的治疗和护理等，以减轻焦虑情绪，积极配合治疗和护理。同时争取丈夫和家人的配合,提供心理支持。对缺乏护理和照顾早产儿经验而不安者,可提供相关照护技能,以缓解焦虑。

(三)缓解症状的护理

1. 用药的护理 先兆早产的治疗主要为抑制宫缩,常用抑制宫缩的药物有以下两类:

(1)硫酸镁 用25%硫酸镁20ml加于5%葡萄糖液100~250ml中,30~60分钟缓慢滴注,至宫缩停止。关于硫酸镁的作用原理、毒性反应及注意事项详见本章第四节。

(2)β-肾上腺素受体激动剂 作用机制为激动子宫平滑肌β受体,使子宫肌肉松弛,从而抑制子宫收缩。常用药物有利托君、沙丁胺醇等。这类药物的副作用有心跳加速、血压下降、恶心、头痛等,使用时注意药物的剂量和滴速。

2. 预防早产儿并发症的护理

(1)保胎过程中,应每天监测胎心、数胎动,如有异常及时就诊。

(2)为促进胎肺成熟,避免发生新生儿呼吸窘迫综合征,分娩前应遵医嘱给予孕妇糖皮质激素如地塞米松等。

3. 分娩准备

(1)早产不可避免者,应根据孕妇具体情况尽早决定分娩方式;如胎位异常,估计产程需要较长时间的可选用剖宫产,并做好术前准备。

(2)能经阴道分娩者,为了减少分娩过程中对胎头的压迫,应做好使用产钳和会阴切开术以缩短产程的准备。

(3)做好早产儿复苏和保暖准备。

(四)健康教育

1. 做好孕期保健指导,积极治疗泌尿道、生殖道感染,以免胎膜早破。

2. 避免诱发宫缩的活动,如性交、抚摸乳头、抬举重物等。

3. 高危孕妇卧床休息,休息时取左侧卧位。

4. 加强孕期营养,保持愉快的心情。

5. 宫颈内口松弛的孕妇,应于妊娠14~18周行宫颈内口环扎术。

第四节　妊娠期高血压疾病

妊娠期高血压疾病是妊娠与血压升高并存的一组疾病,发生率约 5% ~ 12%,是妊娠期特有的疾病。患者主要表现为妊娠期出现一过性高血压、蛋白尿等症状,分娩后随之消失。该疾病严重威胁母婴健康,是引起孕产妇和围产儿发病和死亡率升高的主要原因。

【护理评估】

(一) 生理评估

1. 病因与高危因素　病因尚不清楚,可能与以下高危因素有关:孕妇年龄英40 岁;初次产检时 BMI ≥ 35kg/m²;子痫前期病史;子痫前期家族史(母亲或姐妹);多胎妊娠;首次怀孕;妊娠间隔时间 ≥ 10 年以及早期收缩压 ≥ 130mmHg 或舒张压 ≥ 80mmHg;有高血压、慢性肾炎、糖尿病、营养不良等。

其病因主要有以下学说:①子宫螺旋小动脉重铸不足;②炎症免疫过度激活;③血管内皮细胞受损;④遗传因素;⑤营养缺乏;⑥胰岛素抵抗。

2. 病理　妊娠期高血压疾病的基本病理变化是全身小血管痉挛。由于小血管痉挛致管腔狭窄,造成周围血管阻力增大,血流减少,组织缺血缺氧,导致血管内皮细胞损伤,通透性增加,体液及蛋白质渗漏,继而出现血压升高、蛋白尿、水肿等表现。严重时致全身重要器官功能障碍甚至衰竭,出现昏迷、抽搐、脑水肿、肺水肿、胎盘早剥及凝血功能障碍而导致 DIC 的发生。

3. 临床表现与分类　子痫是妊娠期高血压疾病进展严重的时期。子痫发生可分为产前、产时和产后子痫,以产前子痫最常见。子痫发作的典型表现为开始眼球固定,两眼凝视,牙关紧闭,随之口角及面部肌肉痉挛,进而发展为全身及四肢强直性收缩,双手紧握,双臂屈曲,而后出现强烈抽搐,抽搐时呼吸暂停,面部青紫、抽搐约 1~5 分钟后肌肉松弛,恢复呼吸,但仍处于昏迷状态,病人清醒后表现烦躁、易激惹。

表 6-1　妊娠期高血压疾病分类及临床表现

分类	临床表现
妊娠期高血压	妊娠期出现 BP ≥ 140/90mmHg,并于产后 12 周恢复正常;尿蛋白(-);少数患者可伴有上腹部不适或血小板减少,产后方可确诊。

续　表

分类	临床表现
子痫前期	轻度妊娠期 20 周以后出现 BP ≥ 140/90mmHg 伴蛋白尿 ≥ 0.3g/24h 或随机尿蛋白(+)； 重度血压和蛋白尿持续升高，BP ≥ 160/110mmHg；尿蛋白 ≥ 5.0g/24h 或随机尿蛋白 ≥(+++)；血清肌酐>106umol/L；血小板<100×10^9/L；血 LDH 升高；血清 ALT 或 AST 升高，持续性头痛或视觉障碍，上腹不适；心力衰竭、肺水肿，胎儿生长受限或羊水过少；早发型即妊娠 34 周以前发病。子痫前期的孕妇发生抽搐，且不能用其他原因解释。
慢性高血压并发子痫前期	慢性高血压孕妇妊娠前无尿蛋白，妊娠后蛋白尿 ≥ 0.3g/24h；或妊娠前有蛋白尿，妊娠后尿蛋白增加或血压进一步升高或血小板<100×10^9/L。
妊娠合并慢性高血压	妊娠 20 周以前 BP ≥ 140/90mmHg(除外滋养细胞疾病)；妊娠期无明显加重；或妊娠 20 周后首次诊断高血压并持续到产后 12 周后。

4. 相关检查

(1)常规检查①血常规；②尿常规；③肝功能、血脂；④肾功能、尿酸；⑤凝血功能；⑥心电图；⑦胎心监测；⑧B 型超声检查胎儿、胎盘、羊水。

(2)子痫前期、子痫应增加以下检查项目眼底检查，视网膜小动脉的痉挛程度反映全身小动脉痉挛程度，反映妊娠期高血压疾病的严重程度，当动静脉管径比由 2：3 变为 1：2，甚至 1：4，严重时出现视网膜水肿、剥离或渗出及出血，出现视力模糊或失明。

5. 处理原则　妊娠期高血压疾病治疗目的是控制病情、延长孕周、确保母儿安全。治疗基本原则：休息、镇静、解痉，有指征地降压、利尿，密切监测母儿状况，适时终止妊娠。

(1)妊娠期高血压　休息、镇静，密切监护母儿情况，间断吸氧，酌情降压。患者可住院治疗也可在家治疗。

(2)子痫前期　应住院治疗，防止子痫的发生。治疗原则：镇静、解痉、有指征地降压，必要时利尿，密切监测母儿状况，适时终止妊娠。镇静可用冬眠药物、地西泮等；解痉药物首选硫酸镁；降压可用硝苯地平、硝酸甘油、硝普钠等。

(3)子痫　控制抽搐，纠正缺氧和酸中毒，控制血压，抽搐控制后终止妊娠。

(二)心理社会评估

孕妇及家属由于缺乏对妊娠高血压疾病的正确认识，轻者往往会不重视病情；

重者当血压明显升高,出现自觉症状后,孕妇担心自己和胎儿的生命安危而出现紧张、恐惧心理;在接受药物治疗时,既希望得到有效的治疗又害怕药物会给胎儿造成伤害,因此,评估时应了解患者对疾病的认识程度,孕妇及家属的心理状态,家庭和社会支持度等。

【常见的护理诊断/问题】

1. 组织灌流量改变　与全身小动脉痉挛有关。

2. 有受伤的危险　与子痫发作摔伤或昏迷时坠床有关。

3. 焦虑、恐惧　与担心自身及胎儿安全有关。

4. 潜在并发症　胎盘早剥,DIC,脑出血,心、肾衰竭等。

【护理措施】

(一)一般护理

1. 休息　每日睡眠不少于 8～10 小时,睡觉时以左侧卧位为宜。

2. 镇静　对于精神紧张、焦虑或睡眠欠佳者,遵医嘱给少量镇静剂。

3. 饮食指导　孕妇每日摄入足够的蛋白质、新鲜蔬菜;非全身水肿者钠盐摄入量不必严格限制,并多吃含铁、钙、锌等微量元素的食品。

4. 加强产前检查　增加产前检查的次数,加强母儿的监测,嘱患者每日数胎动、测体重及血压,密切观察病情变化。间断吸氧,以增加血氧含量。

(二)心理护理

告知孕妇妊娠期保持心情愉快,耐心回答孕妇和家属提出的疑问,解释治疗的方法和重要性,增强其信心,使其积极配合治疗。与患者多交流沟通、了解其心理需求,尽量给予满足,解除其恐惧心理。

(三)缓解症状的护理

1. 妊娠期高血压的护理

(1)休息、镇静、饮食同一般护理。

(2)病情观察住院患者应注意观察有无头痛、头晕、上腹不适等自觉症状,每天监测血压和体重,如体重增加每周超过 0.5kg 者,应注意每两天查尿蛋白。督促孕妇每天数胎动,及时发现异常。

2. 子痫前期的护理

(1)一般护理

①卧床休息,左侧卧位。将患者安排在避光、安静的单间,各种治疗护理集中

进行,避免刺激。床边备好舌钳、开口器、急救车等急救物品。

②严密监测生命体征,观察患者有无头痛、头晕、眼花、恶心、呕吐、视物模糊、意识障碍等表现。

③观察患者有无腹痛、阴道出血等症状,监测胎心、胎动及宫缩情况。

④记录 24 小时尿量,查 24 小时尿蛋白、出凝血时间、肝肾功能等。

（2）用药护理

①降压:预防子痫、心脑血管意外和胎盘早剥等严重母儿并发症。血压≥160/110mmHg 必须降压治疗。常用药物有拉贝洛尔、肼屈嗪、硝苯地平、酚妥拉明、硝普钠等。应用时须严密监测血压,防止血压大幅升降。

②解痉:药物首选硫酸镁。可采用肌肉注射或静脉给药。

负荷剂量硫酸镁 2.5~5g,溶于 10% 葡萄糖 20ml 静推（15~20 分钟）或者 5%的葡萄糖 100ml 快速静滴,继而 1~2g/h 静滴维持。或者夜间睡前停用静脉给药,改为肌内注射。用法:25% 硫酸镁 20ml+2% 利多卡因 2ml 深部臀肌内注射。24 小时硫酸镁总量为 25~30g。

硫酸镁使用注意事项:用药期间,应定时检查。要求:膝反射必须存在;呼吸不少于 16 次/分;24 小时尿量不少于 400ml 或每小时不少于 17ml。使用硫酸镁治疗时应准备钙剂,当发现硫酸镁中毒时,立即用 10% 葡萄糖酸钙 10ml 静脉推注（5~10 分钟）。

③镇静:镇静药物有解痉降压及抑制子痫抽搐的作用。多选用冬眠合剂 1 号。

④有指征利尿:仅用于患者出现全身水肿、急性心力衰竭、肺水肿、脑水肿等情况时。常用利尿剂有呋塞米、甘露醇等。

（3）子痫的护理　　子痫是妊娠期高血压疾病发展最严重的阶段,给母儿生命造成严重威胁,医护人员应分秒必争抢救患者。

①专人护理:保持呼吸道通畅,抽搐或未清醒时将患者头偏向一侧,防止呕吐物误吸;抽搐发作时,防止舌咬伤、坠伤,必要时用舌钳将舌拉住,防止舌后坠堵塞呼吸道,放置开口器或在上下齿间放置卷有纱布的压舌板,防止抽搐时咬伤舌唇;保持呼吸道通畅,及时吸出鼻腔和口腔分泌物;上紧床栏,以防摔伤;严密观察并记录抽搐频率、次数,持续时间、昏迷时间。

②避免刺激:患者安置在单人病房,室内置深色窗帘遮光,光线要暗,所有的治疗和护理操作尽量轻柔、集中进行,避免声光刺激诱发抽搐。

③严密观察病情:定时监测血压、脉搏、呼吸的变化并记录;行胎心监护、监测临产情况;保持引流管通畅;留置尿管、观察尿量及颜色,记录 24 小时出入量;纠正

缺氧和酸中毒,使用面罩或气囊吸氧;注意观察有无脑出血、肺水肿、急性肾衰竭及DIC、胎盘早剥等并发症的表现。

(4)终止妊娠的护理　终止妊娠是治疗妊娠期高血压疾病的最有效措施。子痫发作后往往会自然临产,应及时发现临产征兆,做好协助终止妊娠及抢救新生儿的准备。

终止妊娠的指征:重度子痫前期患者:妊娠<26周经治疗病情不稳定者;26~28周根据母儿情况决定是否期待治疗;28~34周促胎肺成熟后终止妊娠;孕龄超过34周,胎儿成熟后终止妊娠;妊娠>37周重度子痫前期应终止妊娠;子痫控制后2小时后终止妊娠。

(四)健康教育

1.知识指导　加强孕期健康宣教,让孕妇及家属了解妊娠期高血压疾病的相关知识及其对母儿的危害,告知定期产检的重要性,尤其是有妊娠期高血压疾病高危因素的孕妇应到产科高危门诊咨询,以便及早发现异常。向孕妇宣传孕期保健常识,教会孕妇及其家属自我监测胎动、胎心等。

2.休息指导　指导患者睡觉时左侧卧位,每日睡眠保持8~10小时左右,以改善胎盘的血液供应。

3.饮食指导　增加蛋白质、维生素及富含铁、钙、锌的食物,尤其是钙的摄入,可减少妊娠期高血压疾病的发生。

4.出院指导　产后6周复诊时除常规检查外,还要复查尿蛋白,必要时做肝、肾功能及心电图检查。

第五节　前置胎盘

妊娠28周后,胎盘附着于子宫下段或胎盘边缘达到或覆盖宫颈内口处,位置低于胎先露部,称前置胎盘。前置胎盘是妊娠晚期严重并发症,也是妊娠晚期出血的主要原因之一,如处理不当可危及母儿生命。多见于经产妇及多产妇。

【护理评估】

(一)生理评估

1.病因

(1)子宫内膜病变与损伤　多次流产、刮宫、多产、剖宫产、产褥感染等可以导致子宫内膜的损伤,而引起子宫内膜炎和内膜萎缩病变,使胎盘血供不足,妊娠后胎盘为了摄取足够营养,而扩大面积延伸到子宫下段,形成前置胎盘。

(2)胎盘异常　双胎,胎盘面积扩大,副胎盘、膜状胎盘等可延伸至子宫下段。

(3)受精卵滋养层发育迟缓　受精卵到达宫腔时因滋养层发育迟缓,尚未具备着床能力而继续下移至子宫下段,并在该处着床发育形成前置胎盘。

2.分类及临床表现

(1)分类　根据胎盘下缘与宫颈内口的关系,将前置胎盘分为三种类型(图6-4)。

①完全性前置胎盘:又称中央性前置胎盘,宫颈内口全部被胎盘组织所覆盖。

②部分性前置胎盘:宫颈内口部分被胎盘组织所覆盖。

③边缘性前置胎盘:胎盘边缘附着于子宫下段、未超越宫颈内口。

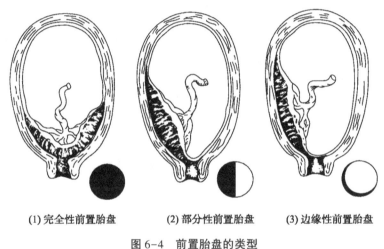

(1) 完全性前置胎盘　　**(2) 部分性前置胎盘**　　**(3) 边缘性前置胎盘**

图6-4　前置胎盘的类型

(2)症状　妊娠晚期或临产时突然发生无诱因、无痛性、反复阴道流血是前置胎盘的典型症状。阴道出血时间的早晚、量的多少、发作的次数与前置胎盘的类型有关。完全性前置胎盘往往初次出血的时间早,常在妊娠28周左右,称警戒性出血,并且出血的次数频繁,量较多。边缘性前置胎盘初次出血的时间较晚,多在妊娠晚期或临产后,量也较少。部分性前置胎盘初次出血时间和出血量介于上述两者之间。

(3)体征　由于反复多次或一次大量阴道流血,患者可呈现贫血貌,大量出血者可出现面色苍白、脉搏增快、血压下降等休克表现;如前置胎盘的位置在子宫前壁,在耻骨联合上方可听到胎盘杂音。

腹部检查:子宫软、无压痛,子宫大小与妊娠周数相符,胎位清楚、胎心正常,因胎盘占据了胎儿正常的胎位空间,影响胎先露部下降,并发胎位异常。

胎盘下缘与宫颈内口的关系,可因宫颈管的消失、宫颈扩张而改变。目前临床上均依据处理前最后一次检查来决定其分类。

3.相关检查

(1)B型超声检查 可清楚看到胎盘与宫颈口的关系,并能明确前置胎盘的类型。因具有准确性、安全性和无创伤性,并可重复检查的特点,是目前最安全有效的首选诊断方法。

(2)产后胎盘胎膜检查 产前有出血的患者应在产后检查胎盘,如有陈旧性凝血块附着或胎膜破口距胎盘边缘小于7cm者,诊断可成立。

4.处理原则 治疗原则是抑制宫缩、止血、纠正贫血、预防感染。根据阴道流血量、妊娠周数、胎儿是否存活、胎儿成熟度、产道条件、是否临产以及前置胎盘的类型等决定是期待疗法还是终止妊娠。

(1)期待疗法 在保证母儿安全的前提下,孕妇卧床休息等待胎儿达到或接近足月,以提高胎儿成活率。适用于妊娠<36周,胎儿体重<2300g,胎儿存活,阴道流血量不多,一般情况良好的孕妇。

(2)终止妊娠 适用于孕妇反复大量阴道出血甚至休克者;胎龄达36周以上;胎儿肺成熟者;或胎龄未达36周,出现胎儿窘迫征象或胎心异常者;胎儿已死亡者;采用剖宫产和阴道分娩方式终止妊娠。剖宫产术能迅速结束分娩,提高胎儿存活率,减少出血,是处理前置胎盘的主要手段。

(二)心理社会评估

当发生妊娠晚期阴道流血,孕妇和家属常会感到紧张、恐惧和焦虑,一方面担心大人的生命安危;另一方面担心胎儿的安危。因此,评估时应了解孕妇对疾病的认识程度,孕妇及家属的心理状态,家庭和社会支持度等。

【常见的护理诊断/问题】

1.潜在并发症 出血性休克。

2.有感染的危险 与孕妇贫血、抵抗力下降及胎盘剥离面靠近子宫颈口,易上行感染有关。

3.自理能力缺陷 与绝对卧床休息有关。

【护理措施】

(一)一般护理

1.保证休息 孕妇绝对卧床休息,取左侧卧位,提供生活护理。

2.注意观察胎心变化,教会孕妇监测胎动、胎心,每日3次;间断吸氧,每日1次,每次1小时,以增加胎儿血氧供应。

3.避免各种刺激,以减少出血的机会。医护人员进行腹部检查时动作要轻柔,禁止做阴道检查及肛查。

4.预防感染　保持外阴清洁,出血时勤换月经垫,会阴擦洗每日两次,遵医嘱使用抗

生素。

5.纠正贫血　鼓励孕妇多进食含铁丰富的食物,如动物肝脏、绿叶蔬菜等。有利于纠正贫血、增加机体抵抗力,促进胎儿发育。

(二)心理护理

针对孕妇的心理变化,护士应给予患者和家属安慰,缓解其焦虑情绪。并将疾病情况及治疗方案及时讲解清楚,以取得理解,积极配合治疗。

(三)缓解症状的护理

1.期待疗法患者的护理

(1)绝对卧床休息,避免各种刺激,同一般护理。

(2)观察生命体征,严密监测血压、脉搏,尤其是大出血时,观察休克的症状及体征。了解阴道流血情况,如有病情变化,及时处理。

(3)注意观察胎心变化,同一般护理。

(4)完全性前置胎盘的孕妇应提前住院待产。

2.终止妊娠患者的护理

(1)严密观察孕妇生命体征的变化,积极配合医生纠正休克。快速建立静脉通道,做好输液、输血及术前准备,如皮肤准备、药物皮试、放置尿管、术前给药等。

(2)监测胎心的变化,做好母儿监护和抢救准备工作。

(3)术后严密观察患者伤口有无渗血、阴道出血、腹痛、发热等情况。

3.产后护理　产后注意观察子宫收缩情况,防止产后出血。加强会阴护理。观察恶露性状、气味,遵医嘱应用抗生素,预防感染。

(四)健康教育

1.做好宣教,避免多产、多次刮宫,减少子宫内膜损伤、宫腔感染。

2.加强产前宣教,妊娠期如有阴道出血,及时就医,以便早诊断,正确处理。

第六节　胎盘早期剥离

妊娠 20 周后或分娩期,正常位置的胎盘在胎儿娩出前,部分或全部从子宫壁剥离,称胎盘早剥。是妊娠晚期的严重并发症起病急进展快,如处理不及时可危及母儿生命。

【护理评估】

(一)生理评估

1.病因　胎盘早剥的病因尚不完全清楚,可能与下列因素有关。

(1)血管病变　妊娠期高血压疾病、慢性肾炎等是导致胎盘早剥的主要原因。血管病变时,底蜕膜螺旋小动脉痉挛或硬化,引起远端毛细血管壁变性坏死甚至破裂出血,血液在底蜕膜层与胎盘之间形成胎盘后血肿,使胎盘与子宫壁剥离。妊娠晚期或临产后,如孕妇长时间仰卧位,子宫压迫下腔静脉使回心血量减少,可导致血压下降,子宫静脉瘀血,静脉压力升高,蜕膜静脉瘀血或破裂,形成胎盘后血肿,引起胎盘剥离。

(2)宫腔内压力突然改变　多见于胎膜早破、羊水过多、双胎妊娠等。胎膜早破后羊水突然流出过快、双胎妊娠分娩时第 1 个胎儿娩出过快,均可导致宫腔内压力骤减,子宫突然收缩,胎盘从子宫壁上剥离。

(3)机械性因素　腹部受到撞击或挤压、脐带过短(<30cm)或脐带绕颈,当胎头下降牵拉脐带可导致胎盘剥离。

2.病理　胎盘早剥的病理变化是底蜕膜出血形成血肿,使胎盘从附着处剥离。按病理分三种类型(图 6-5)。

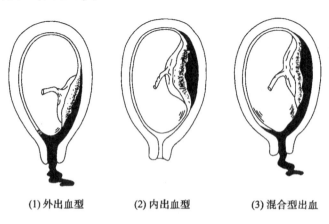

(1)外出血型　　　(2)内出血型　　　(3)混合型出血

图 6-5　胎盘早剥的类型

（1）显性剥离　又称外出血。底蜕膜出血少，临床症状常不明显，仅在产后检查胎盘时发现母体面有凝血块及压迹而确诊，若底蜕膜继续出血，形成胎盘后血肿，胎盘剥离面随之扩大，血液冲开胎盘边缘并沿着胎膜与宫壁之间经宫颈流出。

（2）隐性剥离　又称内出血。如果胎盘边缘附着子宫壁或胎膜与子宫壁未剥离，血液积聚胎盘与子宫壁之间。

（3）混合性出血　当内出血过多时，由于子宫内有妊娠产物存在，子宫肌不能有效收缩以压迫破裂的血窦而止血，胎盘后血肿越积越大，最终血液冲开胎盘与胎膜边缘沿宫颈口外出；如果出血穿破胎膜溢入羊水中，可以使羊水变成血性羊水。

子宫胎盘卒中，又称库弗莱尔子宫。胎盘早剥时，随着胎盘后血肿压力的逐渐增加，血液向肌层内侵入，引起肌纤维的变性、分离、断裂，当血液渗透到子宫浆膜层时，子宫表面呈紫蓝色瘀斑，称子宫胎盘卒中。子宫肌层由于受血液浸润，直接影响收缩力，易造成产后出血。

严重的胎盘早剥可由于剥离处的胎盘和蜕膜释放了大量的组织凝血活酶进入母体血液循环，激活凝血系统而发生弥漫性血管内凝血（DIC）。DIC 一旦发生，肺、肾等重要脏器易受到损害，出现难以纠正的功能衰竭。

3. 临床表现及分类　胎盘早剥的主要临床表现是妊娠晚期出现持续性疼痛，伴或不伴眶流血，病情严重程度取决于胎盘剥离面积的大小和出血量的多少。

根据胎盘剥离面积和出血量的多少分为三度：①Ⅰ度：多见于分娩期，患者无明显自觉症状；孕妇子宫大小与妊娠周数相符，胎位清楚，胎心多正常。②Ⅱ度：剥离面为胎盘总面积的 1/3 左右，以内出血或隐性出血为主。患者常有突然发生的持续性腹痛，疼痛程度与胎盘后积血多少成正比，阴道流血量与贫血程度不相符。子宫大于妊娠周数，宫底因积血升高，胎位能扪及。③Ⅲ度：剥离面超过胎盘总面积的 1/2，孕妇出现出血性休克的表现：四肢湿冷、脉搏减弱、呼吸变浅变快、血压下降。子宫硬如板状，宫缩间歇期不松弛，不能触及胎位，胎心消失。

4. 相关检查

（1）B 型超声检查　胎盘早剥时超声下多数可以见到胎盘与子宫壁之间出现边缘不清的液性低回声区即胎盘后血肿，是确诊胎盘早剥的重要辅助方法。同时可了解胎儿宫内状况。

（2）实验室检查　做全血细胞计数及凝血功能检查，可了解贫血程度、凝血功能并及早明确是否并发 DIC。

5. 处理原则

胎盘早剥的处理原则是早期识别、纠正休克、及时终止妊娠、控制 DIC、处理并发症。如患者病情危重,处于休克状态,应立即建立静脉通道,输血、输液、给氧,纠正休克。胎盘早剥一旦确诊,须及时终止妊娠。同时积极处理 DIC、产后出血和肾衰竭等并发症。

(二)心理社会评估

胎盘早剥发生突然,病情变化快,一旦确诊需立即处理。孕妇及家属往往对此毫无准备,感到措手不及,会高度的紧张和恐惧。发生胎盘早剥时,孕妇可因突然持续性腹痛、阴道流血而感到恐惧和惊慌,一方面担心自己生命的危险,另一方面担心胎儿的安危。如一旦知道胎心消失,孕妇及其家属更会出现过激和悲伤情绪。因此,应评估孕妇及家属对疾病的反应程度、认识程度和情绪状态等。

【常见的护理诊断/问题】

1. 潜在并发症　失血性休克、DIC、急性肾衰竭。

2. 恐惧　与担心病情重、母儿危险有关。

3. 预感性悲哀　与胎儿死亡、子宫切除有关。

【护理措施】

(一)一般护理

绝对卧床休息,取左侧卧位,以保证胎儿的血液供应。卧床期间应提供所有生活护理。

(二)心理护理

护士应陪伴并安慰患者,鼓励其表达内心感受,加强心理指导,帮助解除恐惧心理。并及时与家属沟通,取得家属的配合和理解,给予心理支持;并对孕妇及家属做好解释及安慰工作。对胎儿死亡者,耐心疏导,帮助度过哀伤期,并指导其为下次妊娠做好准备。

(三)缓解症状的护理

1. 病情观察

(1)严密观察患者生命体征的变化,定时测血压、脉搏、听胎心,注意阴道出血量及腹痛情况,发现异常及时报告医生。

(2)记录 24 小时出入量,观察尿量,当出现少尿或无尿时,应考虑肾衰竭的可能。

（3）密切观察凝血情况，若皮肤黏膜有出血点，注射部位出血，阴道流出不凝血等倾向，应考虑可能发生 DIC，立即报告医生处理。

2.治疗配合

（1）积极配合医生抢救休克　迅速建立静脉通道，及时输液、输血，给孕妇吸氧、保暖，纠正休克。

（2）立即做好终止妊娠准备，需剖宫产者，协助做好术前准备，经阴道分娩者，配合人工破膜，并用腹带包压腹部，按医嘱用缩宫素，胎心存在者做好新生儿抢救准备。

（3）预防产后出血及感染。

（4）对胎儿死亡者，遵医嘱产后给予退乳药。

（四）健康教育

1.孕期健康教育　指导孕妇妊娠晚期休息时取左侧卧位，避免外伤。有妊娠期高血压疾病或合并慢性高血压、慢性肾脏疾病的孕妇应及时到医院就诊治疗。

2.出院指导　加强营养，纠正贫血，增加抵抗力；注意产褥期卫生，禁止盆浴、性交，防止感染，产后 42 日来院检查。下次妊娠应在医生的指导和监测下完成。

第七节　双胎妊娠

一次妊娠宫腔内同时有两个或两个以上胎儿时，称多胎妊娠。近年来，随着促排卵药物的应用以及辅助生育技术的发展，多胎妊娠率有明显增高的趋势。以双胎妊娠最多见，本节仅讨论双胎妊娠。

【护理评估】

（一）生理评估

1.高发因素

（1）遗传夫妻双方家族中有多胎妊娠史者，多胎的发生率增加。

（2）年龄和胎次多胎发生率随着孕妇年龄增大而增加，尤其是 35～39 岁最多。孕妇胎次越多，发生多胎妊娠的机会越多。

（3）药物曾因不孕症而使用了促排卵药物，导致多胎妊娠的发生率增加。

2.分类　双胎妊娠又可分为双卵双胎和单卵双胎两类。

（1）双卵双胎　由两个卵子分别受精形成的双胎妊娠，称双卵双胎。约占双胎妊娠的 70%。两个卵子分别受精形成两个受精卵，故两个胎儿的基因不同，胎儿的血型、性别、容貌可相同或不同。两个受精卵可形成自己独立的胎盘、胎囊,两者间血液循环不相通。胎囊间的中隔由两层羊膜和两层绒毛膜组成,两层绒毛膜可融成一层(图6-6)。

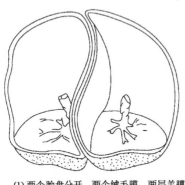 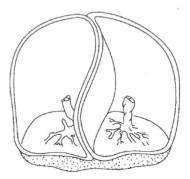

　(1)两个胎盘分开,两个绒毛膜,两层羊膜　　　(2)两个胎盘分开,两个绒毛膜已融合,两层羊膜

图6-6　双卵双胎的胎盘及胎膜示意图

　(2)单卵双胎　由一个受精卵分裂形成的双胎妊娠,称单卵双胎。约占双胎妊娠的30%。形成原因不明,不受种族、遗传、年龄、胎次、医源的影响。两个胎儿的基因相同,其血型、性别一致,容貌相似。单卵双胎的胎盘和胎膜按受精卵分裂受精的不同而有不同形式:①双羊膜囊双绒毛膜单卵双胎:分裂发生在桑葚期(早期胚胎),相当于受精后3日内,形成两个独立的受精卵、两个羊膜囊;②双羊膜囊单绒毛膜单卵双胎:分裂发生在受精后第4~8日,胚胎发育处于胚泡期,即已分化出滋养层细胞,羊膜囊尚未形成;③单羊膜囊单绒毛膜单卵双胎:受精卵在受精后第9~13日分裂,此时羊膜囊已形成,两个胎儿共存于一个羊膜腔内,共有一个胎盘;④联体双胎:受精卵在受精第13日后分裂,此时原始胚胎已经形成,机体不能完全分裂成两个,形成不同形式的联体儿,极罕见(图6-7)。

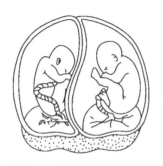 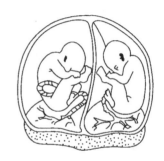

图6-7　受精卵在发育不同阶段形成单卵双胎妊娠的胎膜类型

3. 临床表现

(1)症状　早孕反应较重,子宫增大速度比单胎快,羊水量也较多。妊娠晚期可出现呼吸困难、胃部饱满、行走不便、下肢静脉曲张、水肿等压迫症状。

(2)体征　子宫大于停经月份,妊娠中晚期腹部可触及多个小肢体或 3 个以上的胎极(即头或臀)。不同部位可听到两个胎心,同时计数 1 分钟,胎心率相差 10 次以上。

4. 相关检查　B 型超声检查可早期诊断双胎、畸形。在妊娠 35 日后,可见两个妊娠囊,妊娠 6 周后可见两个原始心管搏动。

5. 处理原则

(1)妊娠期加强监护　为确诊双胎妊娠的孕妇制订严格的产前检查计划加强营养,预防贫血和妊娠高血压病;防治早产,是双胎妊娠产前监护的重点;及时防治妊娠期并发症;监护胎儿生长发育情况及胎位变化。

(2)终止妊娠的指征　①合并急性羊水过多,压迫症状明显,孕妇腹部过度膨胀,呼吸困难,严重不适;②胎儿畸形;③母亲有严重的并发症,如子痫前期或子痫,不允许继续妊娠时;④已到预产期尚未临产,胎盘功能减退者。

(3)分娩期

①阴道分娩:双胎多数能经阴道分娩。分娩时严密观察产程及宫缩,胎心、胎位变化,做好输血、输液、抢救新生儿的准备。第一个胎儿娩出后,应立即断脐;将第二个胎儿固定成纵式,使第二个胎儿能迅速分娩。若发现有脐带脱垂或疑有胎盘早剥,立即手术助产。若第一个胎儿为臀位,第二个胎儿为头位,应防止发生胎头交锁。

②剖宫产指征:异常胎先露;脐带脱垂、胎盘早剥、前置胎盘、先兆子痫、子痫、胎膜早破、继发宫缩乏力,经处理无效者;胎儿窘迫,短时间不能经阴道分娩者;联体双胎孕周>26 周;严重妊娠并发症,如重度子痫前期、胎盘早剥等。

(4)产褥期　积极预防产后出血:①临产前备血;②胎儿娩出前建立静脉通道;③第二胎儿娩出后立即使用缩宫素,并使其作用维持到产后 2 小时以上。

(二)心理社会评估

双胎妊娠属于高危妊娠,孕妇身体上要适应超于单胎的变化,心理上也存在更多的紧张、焦虑,因此,应评估孕妇是否适应了角色的转变,是否接受即将成为两个孩子妈妈的事实,此外,还应评估家属对双胎妊娠的反应。

【常见的护理诊断/问题】

1. 舒适改变　与双胎妊娠引起的呼吸困难、食欲下降、下肢水肿、腰背痛有关。

2. 潜在并发症　早产、脐带脱垂、胎盘早剥、产后出血。

3. 焦虑　与担心母儿安危有关。

【护理措施】

（一）一般护理

1. 增加产前检查的次数，监测宫高、腹围及体重。

2. 注意多休息，妊娠最后 2~3 个月，卧床休息，最好左侧卧位。

3. 加强营养，尤其注意补铁、钙、叶酸等，以满足妊娠需要。

4. 分娩过程中严密观察产程进展及胎心变化，协助做好接产及抢救新生儿窒息的准备。

5. 提前 4 周做好分娩前的准备，预防流产与早产。

6. 加强孕期观察，及早发现并发症并处理。

（二）心理护理

帮助孕妇接受成为两个孩子母亲的事实，讲述双胎妊娠的相关知识，减少孕妇对母儿安危的担心。告之保持心情愉快，积极配合治疗的重要性。

（三）缓解症状的护理

1. 减轻水肿　嘱孕妇注意休息，左侧卧位，避免长时间站立，或指导孕妇穿着弹性袜或用弹性绷带，以减轻水肿和下肢静脉曲张。

2. 减轻压迫　指导孕妇穿戴托腹带，或侧卧位时腹下垫一个枕头，可减轻膨大的子宫引起的压迫症状。

3. 治疗配合　分娩时观察产程和胎心的变化，及时发现并处理并发症。

4. 预防产后出血　第二胎儿娩出后立即使用缩宫素，腹部放置沙袋，并以腹带裹紧腹部，防止腹压骤降引起休克。

5. 加强对早产儿的观察与护理。

（四）健康教育

指导产妇注意休息，加强营养。观察阴道出血以及子宫复旧的情况，防止产后出血。指导产妇正确进行母乳喂养，选择有效的避孕措施。

第八节 羊水量异常

一、羊水过多

妊娠期间羊水量超过2000ml称羊水过多。其发生率为0.5%~1%,羊水的外观、性状与正常无差异。羊水量在较长时期内缓慢增多,称为慢性羊水过多;少数孕妇羊水量在数日内急剧增多,称为急性羊水过多。

【护理评估】

(一)生理评估

1. 病因 在羊水过多的孕妇中,约1/3患者原因不明,称为特发性羊水过多,明显羊水过多的患者常见于以下几种因素:

(1)胎儿畸形 羊水过多孕妇多合并胎儿畸形,以中枢神经系统和消化道畸形最为常见。中枢神经系统多见于无脑儿脊柱裂;消化道畸形多见于食管和十二指肠闭锁。

(2)多胎妊娠 多胎妊娠羊水过多的发生率为单胎妊娠的10倍,尤以单卵双胎居多。单卵双胎之间血液循环相通,占优势的胎儿循环血量较多,尿量增加,以致羊水增多。

(3)母体因素 妊娠合并糖尿病孕妇的胎儿血糖也高,胎儿多尿而排入羊水中;此外母儿血型不合时,胎儿免疫性水肿、胎盘绒毛水肿影响液体交换导致羊水过多。

(4)胎盘脐带病变 巨大胎盘、胎盘绒毛血管瘤、脐带帆状附着等均可导致羊水过多。

2. 临床表现

(1)症状

①急性羊水过多:较少见,常发生在妊娠20~24周,由于羊水在数日内急剧增多,孕妇腹腔脏器被向上推移,横膈上举,导致呼吸困难,不能平卧;腹部因张力过大而感到疼痛,进食减少,皮肤变薄,可见皮下静脉;当巨大子宫压迫下腔静脉时,静脉回流受影响,导致孕妇下肢及外阴部水肿及静脉曲张,行走不便。

②慢性羊水过多:较多见,常发生在妊娠晚期,羊水可在数周内缓慢增多,孕妇多无明显不适。

(2)体征 羊水过多的孕妇,腹部膨隆,宫高及腹围明显大于正常孕周;腹壁皮肤发亮、变薄;触诊时感到皮肤张力大,胎位触不清,胎心遥远或听不清。

3.相关检查

(1)B型超声检查　是羊水过多的重要辅助检查方法,通过测量羊水最大暗区垂直深度(amnioticfluidvolume,AFV)和计算羊水指数(amnioticfluidindex,AFI),了解羊水量的情况。B型超声诊断羊水过多的标准有:①AFV≥8cm诊断为羊水过多,其中AFV8～11cm为轻度羊水过多,12～15cm为中度羊水过多,>15cm为重度羊水过多;②AFI≥25cm诊断为羊水过多,其中AFI25～35cm为轻度羊水过多,36~45cm为中度羊水过多,>45cm为重度羊水过多。

(2)孕妇血型检查　检查孕妇RH、ABO血型,排除母儿血型不合。

(3)胎儿染色体检查　羊水细胞培养、采集脐带血培养可作染色体核型分析,了解染色体数目、结构有无异常。

4.处理原则

(1)羊水过多合并胎儿畸形者应及时终止妊娠。

(2)羊水过多,胎儿正常者,应根据羊水过多的程度及胎龄大小决定处理方法。

①胎肺不成熟者,应尽量延长孕周。症状轻时可以继续妊娠,嘱患者卧床休息,低钠饮食;症状重者可经腹羊膜腔穿刺放水,缓解症状。

②药物控制:口服吲哚美辛有抗利尿的作用,抑制胎儿排尿使羊水减少。

③病因治疗:积极治疗妊娠合并症,如糖尿病、妊娠期高血压疾病等。

(二)心理社会评估

由于羊水过多有伴发胎儿畸形的可能,孕妇及家属会紧张、焦虑、恐惧。同时,子宫过度膨胀引起身体不适,孕妇精神异常紧张,而精神过度紧张易诱发宫缩,导致早产。因此,应评估孕妇及家属对疾病的认识和心理反应。

【常见的护理诊断/问题】

1.舒适的改变　与羊水过多,腹部张力过大有关。

2.有胎儿受伤的危险　与羊水过多易并发胎盘早剥、胎膜早破、脐带脱垂、早产有关。

3.焦虑　与担心母儿安全、胎儿畸形有关。

【护理措施】

(一)一般护理

1.适当限制钠盐摄入,注意卧床休息,如有腹胀、呼吸困难等压迫症状的孕妇给予半卧位,适当抬高下肢,增加静脉回流,减轻压迫症状。

2.注意观察孕妇生命体征的变化。给予间断吸氧,每天 2 次,每次 30 分钟。

（二）心理护理

加强与孕妇的交流,提供心理支持,讲解羊水过多产生原因及预后,减轻孕妇的紧张、疑虑心理,使其主动配合治疗。

（三）缓解症状的护理

1. 病情监测

（1）定期产前检查,尽早发现妊娠并发症及胎儿发育异常等。

（2）孕期定期测宫高、腹围、体重,监测羊水量变化及胎儿发育情况,必要时行 B 型超声检查。

（3）分娩时,严密观察胎心、子宫收缩及产程进展情况。行人工破膜时,羊水应缓慢放出,防止发生胎盘早剥。

（4）产后应密切观察子宫收缩情况及阴道流血量,防止产后出血。

2. 治疗配合

（1）羊膜腔穿刺的护理　应向孕妇及家属讲解穿刺的目的、过程;穿刺前,排空膀胱;在 B 超监测下严格无菌操作,穿刺时避开胎盘,避免损伤胎儿,每次放羊水 500ml 左右,放羊水速度不宜过快,一次不得超过 1500ml;操作过程中严密观察孕妇的状况,密切观察宫缩、胎心及子宫轮廓的变化,防止胎盘早剥及早产的发生。

（2）人工破膜的护理　在严密消毒下,经阴道作针刺高位破膜,应使羊水缓慢流出,不宜过快过多,防止宫腔内压力骤降引起胎盘早剥、脐带脱垂,密切观察胎心及宫缩情况,同时注意观察孕妇血压、脉搏及阴道流血等情况,避免因腹压骤降引起休克等严重并发症。

（四）健康教育

指导产妇出院后注意休息,加强营养,防止感染;再次妊娠时应进行遗传咨询和孕前检查。

二、羊水过少

妊娠晚期羊水量少于 300mL 者,称羊水过少。近年报告的发病率约为 0.4~4%,以妊娠晚期多见,羊水过少者约有 1/3 有胎儿畸形。羊水过少严重影响围生儿预后,羊水量少于 50ml,围生儿死亡率高达 88%,应高度重视。

【护理评估】

(一)生理评估

1.病因　部分羊水过少原因不清,常见因素有以下几个。

(1)胎儿畸形　以胎儿泌尿系统畸形为主,如胎儿肾缺如、肾发育不全、输尿管或尿道梗阻引起少尿或无尿。

(2)胎盘功能减退　过期妊娠、胎儿生长受限、妊娠期高血压疾病、胎盘退行性变等均能导致胎盘功能减退,从而使胎儿宫内慢性缺氧,为保障胎儿脑和心脏血供,肾血流量减少,胎儿尿生成减少。

(3)胎膜病变　认为某些原因不明的羊水过少与羊膜病变有关。

(4)孕妇疾病　脱水、血容量不足时,孕妇血浆渗透压增高能使胎儿血浆渗透压相应增高,尿液形成减少,从而羊水过少。

2.临床表现　羊水过少的临床表现多不典型,孕妇可于胎动时感觉有腹痛,宫高、腹围明显小于正常孕周,触及胎体无浮动感,子宫敏感性增高。临产后阵痛明显,阴道检查发现前羊膜囊不明显,人工破膜时羊水量很少。

3.相关检查

(1)B型超声检查　是确诊羊水过少的辅助检查方法,通过测量羊水最大暗区垂直深度(AFV)和计算羊水指数(AFI),了解羊水量的情况。妊娠晚期 AFV≤2cm 诊断为羊水过少,≤1cm 为严重羊水过少。AFI≤5cm 诊断为羊水过少,≤8cm 为羊水偏少。B型超声检查还可发现胎儿畸形及胎儿是否生长受限。

(2)胎心电子监护仪　羊水过少胎儿的胎盘储备功能减退,无应激试验(NST)可呈无反应型,严重时发生胎儿窘迫,还可以发现胎心变异减速和晚期减速。

(3)羊水量直接测量。

(4)胎儿染色体检查。

4.处理原则

(1)羊水过少且合并胎儿畸形者应尽早终止妊娠。

(2)羊水过少胎儿正常者,妊娠足月应终止妊娠;妊娠未足月、胎肺未成熟者,应期待疗法,延长孕周。

(二)心理社会评估

孕妇和家属会因为担心胎儿可能出现畸形而紧张,产生焦虑心理。

【常见的护理诊断/问题】

1.有胎儿受伤的危险　与羊水过少胎儿宫内窘迫有关。

2. 焦虑　与担心胎儿畸形有关。

【护理措施】

（一）一般护理

嘱左侧卧位,以改善胎盘血液供应;注意观察胎心、胎动情况。

（二）心理护理

向孕妇及家属介绍羊水量少的相关知识,以减少不良情绪。如羊水过少合并胎儿畸形需手术终止妊娠者,应与家属配合给予开导和安慰,提供心理支持。

（三）缓解症状的护理

1. 病情观察　定期测量宫底高度、腹围及体重;监测胎心、胎动计数,了解胎儿宫内情况;进入产程后,严密观察产程进展,及早发现异常及时处理。

2. 治疗配合　羊水过少合并胎儿窘迫需剖宫产者,积极做好术前准备,备好新生儿抢救物品,认真检查新生儿有无畸形。

（四）健康教育

教会孕妇自数胎动;指导产妇再次妊娠后应进行遗传咨询和产前检查,进行高危监护。

第九节　胎膜早破

胎膜早破(premature rupture of membranes,PROM)是指胎膜在临产前破裂。临床上约10%的孕妇在满37周后发生,有2.0%~3.5%的孕妇在妊娠不足37周发生。孕周越小,对母儿威胁越大。

【护理评估】

（一）生理评估

1. 病因

(1)胎膜感染　是导致胎膜早破的重要原因,感染后胎膜局部张力下降,易破裂,且感染和胎膜早破常为因果关系,相互影响。

(2)胎膜发育不良　缺乏维生素C、铜、锌,孕妇吸烟可致胎膜发育不良。

(3)胎膜受力不均　常见于头盆不称、胎位异常。

(4)细胞因子(IL-6、IL-8、TNF-α)升高、机械性刺激、创伤或妊娠晚期性交等均有可能导致胎膜早破。

(5)羊膜腔压力升高　双胎妊娠、羊水过多、巨大儿等致宫内压力增加。

2.病理　胎膜早破,病原微生物易上行致宫内和羊膜腔感染;胎膜突然破裂可引起胎盘早剥;胎膜早破可诱发早产;破膜后羊水外流易发生脐带受压及脐带脱垂,导致胎儿宫内窘迫的发生。

3.临床表现

(1)症状　孕妇突感有阴道排液,无腹痛等其他产兆。

(2)体征　肛查时上推胎儿先露部可见阴道流液量增多,流出的液体可混有胎脂或胎粪。如羊膜腔感染,阴道流液可出现臭味,并伴有发热,同时可出现母儿心率增快、子宫压痛等。胎膜破裂流液后,常出现宫缩及宫口扩张。

4.相关检查

(1)阴道液 pH≥6.5(正常值为 4.5~5.5),提示胎膜早破。

(2)阴道液涂片　检查可见羊齿植物叶状结晶。

(3)阴道窥器检查　可见液体从宫口流出,这是诊断胎膜早破的直接证据。

(4)羊膜镜检查　可直视胎儿先露部,看不到前羊膜囊。

(5)胎儿纤连蛋白(fetal fibronectin,fFN)测定　fFN 是胎膜分泌的细胞外基质蛋白。当宫颈及阴道分泌物内 fFN 含量>0.05mg/L 时,胎膜抗张能力下降,易发生胎膜早破。

(6)羊膜腔感染检测　①羊水细菌培养;②羊水涂片革兰染色检查细菌;③羊水白细胞 IL-6 测定:IL-6≥7.9mg/ml,提示羊膜腔感染;④血 C-反应蛋白>8mg/L,提示羊膜腔感染;⑤降钙素原结果分为 3 级(正常:<0.5mg/ml;轻度升高:≥0.5~2mg/ml 明显升高:≥10mg/ml),轻度升高表示感染存在。

5.处理原则　防止发生脐带脱垂和感染。

(1)妊娠<24 周者,应终止妊娠。

(2)妊娠 28~35 周,若胎肺不成熟,无感染征象、无胎儿窘迫时可期待治疗,但须排除绒毛膜羊膜炎。

(3)若胎肺成熟或有明显感染时,应立即终止妊娠。

(4)妊娠>36 周,若出现胎儿窘迫,应终止妊娠。

(二)心理社会评估

由于孕妇突感有液体自阴道流出,担心会影响胎儿及自身健康和安危,常常会表现出惶恐不安的心理。

【常见的护理诊断/问题】

1. 有感染的危险　与胎膜破裂后,下生殖道的病原菌逆行感染有关。

2. 有胎儿或新生儿窒息的危险　与胎膜早破致脐带脱垂有关。

3. 恐惧　与胎膜早破诱发早产、担心胎儿及自身安危有关。

【护理措施】

(一)一般护理

1. 孕妇需卧床休息,每日测体温、白细胞及分类。

2. 每日用消毒液冲洗外阴,使用无菌会阴垫。

3. 观察羊水的性状、气味,定期行胎心监护,以了解胎儿安危。

4. 破膜12小时仍未临产,给有效的抗生素,预防感染。

(二)心理护理

1. 及时评估产妇的生理、心理状况,耐心向孕妇及家属进行胎膜早破健康知识宣教,让他们了解分娩的征兆及胎膜早破对母儿的影响。

2. 告知治疗方案及注意事项,耐心聆听并解答孕妇提出的各种疑问,使其情绪稳定,保持良好的心态,积极配合治疗及护理,避免因心理因素造成早产或难产。

(三)缓解症状的护理

1. 期待疗法孕妇的护理

(1)预防脐带脱垂　胎先露未衔接的孕妇一旦发生胎膜早破,为防止发生脐带脱垂应嘱其绝对卧床休息,取侧卧位或平卧位,抬高臀部以防脐带脱垂或脐带受压致胎儿缺氧或宫内窘迫,并通过监测胎心变化以及早发现并纠正。

(2)预防感染

①严密观察羊水性状、颜色、气味、胎心及孕妇生命体征、白细胞计数,了解是否存在感染。

②每日擦洗会阴部两次;消毒会阴垫时要勤换,以保持外阴清洁干燥。

③破膜12小时以上者,遵医嘱使用抗生素。

(3)密切观察胎儿情况　监测胎心和胎动,及时发现胎儿缺氧及胎儿宫内窘迫。

①妊娠<35周的胎膜早破孕妇,应按医嘱给予地塞米松10mg静脉滴注,以促进胎肺成熟。

②妊娠<37周的已临产孕妇,或已达37孕周、破膜12~18小时后未临产孕妇,应遵医嘱采取措施,尽快结束分娩。

（4）监测宫缩　破膜后易引发宫缩，应注意观察宫缩情况，必要时遵医嘱使用宫缩抑制剂。如已近足月，胎膜破裂 24 小时后仍无宫缩者，可遵医嘱诱发宫缩促进临产。

2.终止妊娠患者的护理　胎膜早破的分娩方式为阴道分娩或剖宫产，经阴道分娩者应观察产程进展，密切监护产程进展中的胎儿。剖宫产患者应按照腹部手术患者的护理进行监护。

（四）健康教育

1.指导孕妇重视孕期卫生保健，积极参与产前保健指导活动。

2.指导孕妇妊娠晚期禁止性交。

3.保持外阴清洁，积极预防和控制生殖道炎症，以防胎膜感染。

4.合理饮食，保持孕期营养平衡，补充足够的维生素及微量元素铜、锌等。

5.宫颈内口松弛者，应卧床休息，并于妊娠 14～16 周行宫颈环扎术。

第七章 妊娠期合并症妇女的护理技术

第一节 妊娠合并心脏病妇女的护理

妊娠合并心脏病是一种严重的妊娠合并症,属高危妊娠,常因妊娠期、分娩期及产褥期均可加重心脏病患者的心脏负担而诱发心力衰竭。在我国孕、产妇死因顺位中高居第 2 位,为非直接产科死因的首位。我国发病率约为 1%。

先天性心脏病为妊娠合并心脏病的首位,占 35%~50%,其次为风湿性心脏病、妊娠期高血压疾病性心脏病、围产期心肌病、贫血性心脏病和心肌炎等。心脏病对胎儿有较大影响,孕产期应加强监护与保健,以获得良好的妊娠结局。

(一)妊娠、分娩、产褥与心脏病的相互影响

1. 妊娠期 孕妇总血容量较非孕期增加,一般自妊娠第 6 周开始,32~34 周达高峰,较妊娠前增加 30%~45%,产后 2~6 周逐渐恢复正常。血容量的增加引起心排出量增加和心率加快。妊娠早期主要引起心排出量增加,妊娠中、晚期需增加心率以适应血容量增多,妊娠晚期,心排出量较孕前平均增加 30%~50%,心率每分钟平均约增加 10 次。妊娠晚期子宫增大,膈肌上升使心脏向左向上移位,心尖搏动向左向上移位 2.5~3cm,由于心排出血量增加和心率加快,使心脏负荷进一步加重,易使患心脏病的孕妇发生心力衰竭而危及生命。

2. 分娩期 分娩期是心脏负担最重的时期。第一产程:每次宫缩约 250~500ml 的液体被挤入体循环致回心血量增加,心排出血量约增加 24%;子宫收缩使右心房压力增高,平均动脉压增高约 10%,加重心脏负担。第二产程:除子宫收缩外,腹肌和骨骼肌的收缩使外周循环阻力增加,分娩时由于产妇屏气用力使肺循环压力增加,腹腔压力增高,内脏血液向心脏回流进一步增加,此时心脏前后负荷显著加重。第三产程:胎儿娩出后,腹腔内压力骤降,大量血液涌向内脏,回心血量锐减;继之胎盘娩出后,胎盘循环停止,子宫收缩使子宫血窦内约有 500ml 血液突然进入体循环,使回心血量骤增,这两种血流动力学的急剧变化,使妊娠合并心脏病孕妇极易诱发生心力衰竭。

3. 产褥期 产后 3 日内仍是心脏负担最重的时期。除子宫收缩使一部分血液

进入体循环,孕期组织间潴留的体液也开始回流到体循环,使体循环血量仍有一定程度的增加;而且妊娠期出现的一系列心血管变化尚不能立即恢复到孕前状态,加之产妇伤口和宫缩疼痛、哺乳、休息不佳均增加心脏负担,仍需警惕心力衰竭的发生。

综上所述,妊娠32~34周后、分娩期及产后3日,是患有心脏病孕妇最危险时期,护理时应严密监护,避免心力衰竭的发生。

(二)心脏病对妊娠、分娩的影响

心脏病不影响受孕。心脏病变较轻,心功能Ⅰ~Ⅱ级,既往无心力衰竭史,亦无其他并发症者,可以妊娠。但有下列情况者一般不宜妊娠:心脏病变较重、心功能ⅳ级、既往有心力衰竭史、有肺动脉高压、严重心律失常、右向左分流型先天性心脏病、风湿热活动期、并发细菌性心内膜炎、急性心肌炎、孕期极易发生心力衰竭,故不宜妊娠。年龄在35岁以上者且心脏病病程较长者较易发生心力衰竭。

心脏病孕妇心功能良好者,母儿相对安全,多以剖宫产终止妊娠。但不宜妊娠的心脏病患者一旦妊娠,妊娠后流产、早产、死胎、胎儿生长受限、胎儿宫内窘迫及新生儿窒息的发生率及围产儿死亡率均明显增高,是正常妊娠的2~3倍。某些治疗心脏病的药物对胎儿也存在潜在的毒性反应,如地高辛可通过胎盘到达胎儿体内。部分先天性心脏病与遗传因素相关,据报道,双亲中任何一方患有先天性心脏病,其后代先天性心脏病及其他畸形的发生机会较对照组增加5倍,如室间隔缺损、肥厚型心肌病等均有较高的遗传性。

【护理评估】

(一)生理评估

1. 病因

(1)心脏病类型　包括先天性心脏病(分为左向右分流型、右向左分流型和无分流型)。风湿性心脏病以单纯性二尖瓣狭窄最为常见。妊娠高血压性心脏病,此类疾病指以往无心脏病的病史,在妊娠期高血压疾病的基础上,突然发生以左心衰竭为主的全心衰竭。围生期心肌病,指既往无心血管疾病史,发生在临产前3个月或产后6个月以内的扩张型心肌病。心肌炎,主要表现为在病毒感染1~3周内出现乏力、气喘、心悸、心前区不适。

(2)病史　护士在孕妇就诊时,应详细了解产科病史和既往病史。包括有无不良孕产史、心脏病史及与心脏病有关的疾病史、辅助检查、心功能状态及诊疗经过、有无心力衰竭史等。

（3）诱因　了解孕妇对妊娠的适应状况及遵医行为,如用药情况、日常活动、休息与睡眠、营养与排泄等,动态观察孕妇的心功能状态和妊娠经过。

2.临床表现

（1）症状

①心脏病心功能分级:纽约心脏病协会(NYHA)根据患者所能耐受的日常体力活动将心脏病孕妇心功能分为四级:

Ⅰ级:一般体力活动不受限制。

Ⅱ级:一般体力活动稍受限制,活动后心悸、轻度气短,休息时无自觉症状。

Ⅲ级:心脏病患者体力活动明显受限制,休息时无不适,轻微日常活动即感不适、心悸、呼吸困难或既往有心力衰竭病史者。

Ⅳ级:一般体力活动严重受限制,不能进行任何体力活动,休息时有心悸、呼吸困难等心力衰竭表现。

此种心功能分级方案简便易行,但主要依据为主观症状,缺少客观检查指征。1994年美国心脏病协会(AHA)对NYHA的心功能分级方案进行修订后,采用并行两种分级方案。第一种是上述的四级心功能分级方案,第二种是客观检查手段的评估(心电图、负荷试验、X线、超声心动图等)评估心脏病变程度,分为4级。

A级:无心血管病客观依据。

B级:客观检查表明属于轻度心血管病患者。

C级:客观检查表明属于中度心血管病患者。

D级:客观检查表明属于重度心血管病患者。

其中轻、中、重标准未做明确规定,由医师根据检查结果进行判定。分级方案将患者的两种分级并行,如患者无主观症状,但客观检查主动脉瓣中度反流,心脏扩大,则判定为Ⅰ级C。

②早期心力衰竭的临床表现:轻微活动后即出现胸闷、心悸、气短;休息时心率超过110次/分,呼吸超过20次/分;夜间常因胸闷而坐起呼吸,或到窗口呼吸新鲜空气;肺底部出现少量持续性湿啰音,咳嗽后不消失。

（2）体征　所患心脏病的时间、类型,既往治疗经过与心功能状态,如呼吸、心率、有无活动受限、发绀、心脏增多症、水肿、肝大等。尤其注意评估有无早期心力衰竭的临床表现,对于存在心力衰竭诱发因素的孕产妇,如感染、贫血、便秘等,更应需及时识别心力衰竭指征。

①妊娠期:根据病情增加产前检查次数;评估胎儿宫内健康状况,如胎心、胎动计数;测量孕妇宫高、腹围是否符合妊娠月份;评估患者休息睡眠、活动、饮食及排

便情况等。

②分娩期:评估宫缩及产程进展情况。

③产褥期:评估母体康复及身心适应情况,尤其评估产后出血和产褥感染的症状和体征,如生命体征、宫缩、恶露的颜色、量和性状、疼痛和休息、母乳喂养及出入量等,注意及时识别心力衰竭先兆。

3. 相关检查

(1)心电图　可提示各种严重的心律失常,如心房颤动、三度房室传导阻滞、ST 改变和 T 波异常等。

(2)X 线检查　限于妊娠前或分娩后检查,显示心脏扩大,尤其个别心腔扩大。

(3)B 型超声心动图　精确反映各心腔大小的变化,心瓣膜结构与功能情况。

(4)胎儿电子监护仪、无应激试验、胎动评估评估胎儿健康状况,预测宫内胎儿储备能力。

4. 处理原则

心脏病孕产妇的主要死亡原因是心衰和感染。其处理原则为:

(1)非妊娠期　根据患者所患心脏病类型、病情严重程度及心功能状态,确定是否可以妊娠。对不宜妊娠者,应指导避孕。

(2)妊娠期　①终止妊娠:凡不宜妊娠者,应在妊娠 12 周前行治疗性人工流产。妊娠超过 12 周者终止妊娠其危险性不亚于继续妊娠和分娩。因此应密切监护,积极预防心力衰竭,使之渡过妊娠期与分娩期。对顽固性心力衰竭者,应与心内科医师配合,在严密监护下行剖宫产术终止妊娠;②严密监护:继续妊娠者应由心内科医师和产科医师密切合作。定期产前检查,正确评估母体和胎儿情况,积极预防和治疗各种引起心衰的诱因,动态观察心脏功能,减轻心脏负荷,及早发现心力衰竭的早期征象,适时终止妊娠。

(3)分娩期　妊娠晚期应提前选择适宜的分娩方式。①阴道分娩:心功能 Ⅰ~Ⅱ级,胎儿不大,胎位正常,宫颈条件良好者,在严密监护下可经阴道分娩。第二产程需给予阴道助产,防治心力衰竭和产后出血发生;②剖宫产:心功能 Ⅲ~Ⅳ级,胎儿偏大,宫颈条件不佳,合并其他并发症者,可选择剖宫产终止妊娠,不宜再次妊娠者可同时行输卵管结扎术。

(4)产褥期　产后 3 日内,尤其是产后 24 小时内,仍是心力衰竭发生的危险时期,产妇须充分休息并密切监护。按医嘱应用广谱抗生素预防感染,产后 1 周左右无感染征象时停药。心功能Ⅲ级及以上者不宜哺乳。不宜再次妊娠者,可在产后 1 周行绝育术。

（二）心理社会评估

心脏病患者由于缺乏相关知识，孕妇及其家属心理负担较重，妊娠后经常处于焦虑状态、顾虑重重；担心自己的健康状况能否承受妊娠，胎儿是否健康，能否安全阴道分娩或需要手术结束分娩等；甚至产生恐惧心理而不能合作。因此，应重点评估孕产妇及其家属的相关知识掌握情况、母亲角色获得和心理状况。

【常见的护理诊断/问题】

1. 活动无耐力　与妊娠合并心脏病心功能差有关。

2. 自理能力缺陷　与心脏病活动受限及卧床休息有关。

3. 潜在并发症　心力衰竭、感染。

【护理措施】

（一）一般护理

1. 非孕期　根据患者所患心脏病的类型、病情严重程度及心功能状态，是否有手术矫治史等具体情况决定是否可以妊娠。对不宜妊娠者，应指导其采取有效的避孕措施。

2. 妊娠期　加强孕期保健定期产前检查或家庭访视，早期发现诱发心力衰竭的各种潜在危险因素。妊娠20周前每2周产期检查1次，妊娠20周后，尤其在32周后，每周检查1次。了解心脏代偿功能的情况，有无心力衰竭的早期表现，如发现异常均应立即入院治疗。孕期经过顺利者应在36~38周提前住院待产。

3. 分娩期　经阴道分娩及处理严密观察产程进展，防止心力衰竭发生。

（1）第一产程：①严密观察产妇心功能变化。产程开始即应持续吸氧，或根据医嘱给以强心药物，同时观察用药后的反应；②严密观察产程及胎心变化。使用胎儿监护仪持续监护，每15分钟测血压、呼吸、脉搏和心率各1次，每30分钟测胎心率1次，凡产程进展不顺利或心功能不全加重，应及时做好剖宫产准备。产程开始后遵医嘱应用抗生素预防感染。

（2）第二产程：①避免产妇用力屏气增加腹压，应行会阴后-侧切开，胎头吸引或产钳助产，尽量缩短第二产程；②分娩时采取半卧位，臀部抬高，下肢放低，下肢尽量低于心脏水平，以免回心血量过多加重心脏负担，同时做好新生儿的抢救准备；③继续观察心功能变化，按医嘱用药。

（3）第三产程：①胎儿娩出后立即在产妇腹部放置砂袋，持续24小时，以防腹压骤降诱发心力衰竭；②严密观察产妇生命体征、出血量及子宫收缩情况。为防止产后出血过多，可静脉或肌内注射缩宫素10~20U，禁用麦角新碱，以防静脉压升高;③产后出血过多时,按医嘱输血、输液,但需注意输注速度。

4. 产褥期　产后 72 小时严密监测生命体征,及早识别早期心力衰竭的症状,按医嘱预防性应用抗生素及心血管活性药物,严密观察不良反应,无感染征象时停药。

(二)心理护理

1. 妊娠期　做好心理疏导,鼓励患者说出心理感受和关心的问题;鼓励家属陪伴,消除紧张情绪,协助提高孕妇自我照顾能力;告知孕妇及其家属妊娠的进展情况,胎儿的监测方法,产时、产后的治疗和护理方法,以减轻焦虑心理,安全度过妊娠期。

2. 分娩期　专人守护,安慰鼓励产妇多休息,宜采取左侧卧位,两次宫缩间尽量完全放松,运用呼吸及放松技巧缓解不适。

3. 产褥期　促进母子互动,建立亲子关系。心脏病产妇既担心新生儿是否存在心脏缺陷,又不能亲自照顾,会产生愧疚、烦躁心理。因此,护理人员应详细评估其身心状况,如心功能状态尚可,增加母子互动,鼓励产妇适度地参与照顾新生儿。如果新生儿有缺陷或死亡,允许产妇表达其情感,给予理解和安慰,减少产后抑郁症的发生。

(三)缓解症状的护理

1. 急性心力衰竭的紧急处理　原则是减少肺循环血量和静脉回心血量、改善肺气体交换、增加心肌收缩力和减轻心脏前后负荷。①体位:患者取坐位,双腿下垂,减少静脉血回流;②吸氧:开始为 2~3L/min,也可高流量给氧 6~8L/min,必要时面罩加压供氧或正压呼吸。使用乙醇湿化,湿化瓶中加入 50%~70%乙醇,降低肺泡表面张力,改善肺泡通气功能;③按医嘱用药:孕妇对洋地黄类药物耐受性较差,需注意其毒性反应。通常选择作用和排泄较快的制剂,如地高辛 0.25mg 口服,2 次/日,2~3 日后根据临床效果改为 1 次/日。肌内注射吗啡使患者镇静,减少躁动以免加重心脏负担,同时应用舒血管药物以减轻心脏负荷。对妊娠晚期严重心力衰竭者,与心内科医师联系,控制心力衰竭的同时做好剖宫产的准备;④其他:紧急情况下,可四肢轮流三肢结扎法,减少静脉回心血量,减轻心脏负担。

2. 剖宫产　近年主张对心脏病产妇放宽剖宫产指征,减少产妇因长时间宫缩所引起的血流动力学变化,减轻心脏负担。取硬膜外麻醉,麻醉时不加肾上腺素;术中、术后应严格限制输液量,注意输液速度。对不宜再妊娠者可同时行输卵管结扎术。

（四）健康教育

护士应向患者及家属讲解妊娠、分娩与心脏病之间的相互影响。预防和识别妊娠合并心脏病早期心力衰竭的临床表现。

1.妊娠期

（1）指导孕妇及其家属了解妊娠合并心脏病的相关知识，包括如何自我照顾、限制活动程度、诱发心力衰竭的危险因素及其预防、识别早期心力衰竭的常见症状和体征，尤其是遵医嘱服药的重要性，掌握抢救和应对措施。

（2）预防心力衰竭　①充分休息：提供良好的家庭支持系统，保持情绪稳定，避免过度劳累；保证充足睡眠，每天至少10小时睡眠且中午休息2小时，多数医生建议心脏病孕妇妊娠30周以后应绝对卧床休息，防止心力衰竭与早产。休息时应采取左侧卧位或半卧位；②合理饮食：心脏病孕妇比一般孕妇更应注意营养。指导孕妇摄入高热量、高维生素、低盐低脂饮食，宜少量多餐。多吃水果蔬菜，防治便秘加重心脏负担。整个孕期孕妇体重增加不超过12kg。妊娠16周后，食盐量不超过4~5g/日。

（3）识别诱发心力衰竭的各种因素　如感染（尤其是上呼吸道感染）、贫血、心律失常、发热、妊娠期高血压疾病等。保持外阴清洁，预防泌尿系感染。如有感染征象，应给予有效的抗感染治疗，使用输液泵严格控制输液速度。风心病致心力衰竭者，协助患者变换体位，活动双下肢，以防血栓形成。

2.产褥期

（1）饮食与休息指导　少量多餐，清淡饮食，防止便秘，必要时给予缓泻剂，保持外阴清洁。制定自我照顾计划，逐渐恢复自理能力。嘱产妇继续卧床休息，取半卧位或左侧卧位，保证充足睡眠。在心脏功能允许的情况下，鼓励产妇早期下床适度活动，以防血栓形成。

（2）指导母乳喂养　心功能Ⅰ~Ⅱ级产妇可以哺乳，指导其正确母乳喂养，但应避免劳累。心功能Ⅲ级或以上者不宜哺乳，指导家属协助人工喂养，及时回乳但不宜用雌激素。

（3）采取适宜的避孕措施　病情稳定而需绝育者，应于产后1周行绝育术。未做绝育者要严格避孕。根据病情及时复诊，并加强随访。

第二节　妊娠合并糖尿病妇女的护理

妊娠合并糖尿病包括两种情况,一种是妊娠前已有糖尿病(DM)的患者,称为糖尿病合并妊娠;另一种是妊娠前糖代谢正常,妊娠期才出现或首次发现糖尿病,又称为妊娠期糖尿病(GDM)。妊娠合并糖尿病孕妇80%以上为 GDM,且近年发病率有明显增高趋势。GDM 患者糖代谢异常多数于产后恢复正常,但将来患 2 型糖尿病的机会增加。糖尿病孕妇的临床过程比较复杂,对母儿均有较大危害,属高危妊娠。

（一）妊娠、分娩对糖尿病的影响

妊娠可使原有糖尿病患者病情加重,使隐性糖尿病显性化,使既往无糖尿病的孕妇发生 GDM。

1. 妊娠期　正常妊娠,孕妇本身代谢增强,随着孕周的增加,胎儿从母体摄取葡萄糖增加,孕妇血浆葡萄糖水平随妊娠进展而降低,空腹血糖约降低 10%。①空腹血糖低:妊娠早期由于早孕反应,进食量减少,孕妇空腹血糖低于非孕妇,易发生低血糖和酮症酸中毒;②胰岛素需要量增加和糖耐量减低:妊娠后血容量增加,血液稀释,胰岛素相对不足;妊娠中晚期孕妇体内抗胰岛素样物质增加,如胎盘生乳素、雌激素、孕酮等使孕妇对胰岛素的敏感性随着孕周增加而降低,为了维持正常糖代谢水平,胰岛素需求量须相应增加;并且孕妇体内雌、孕激素可增加母体对葡萄糖的利用;③肾糖阈下降:妊娠期肾血流量及肾小球滤过率增加,但肾小管对糖的再吸收率不能相应增加,导致部分孕妇排糖量增加,同时造成肾糖阈减低,致使尿糖不能正确反映血糖水平。

2. 分娩期　分娩时因子宫收缩消耗大量糖原,进食量少,若不及时减少胰岛素用量,更易发生低血糖和酮症酸中毒。另外,产妇情绪紧张和疼痛可引起血糖较大波动,使胰岛素用量不宜掌握,因此应密切观察血糖变化。

3. 产褥期　胎盘娩出后,胎盘分泌的抗胰岛素物质迅速消失,全身内分泌激素逐渐恢复到非孕水平,使胰岛素需要量相应减少,不及时调整极易发生低血糖。

（二）糖尿病对妊娠、分娩的影响

妊娠合并糖尿病对母儿的危害及其程度取决于糖尿病病情及血糖的控制水平。病情较重或血糖控制不良者,对母儿影响较大,母儿近、远期并发症较高。

1. 对孕妇的影响　①自然流产:高血糖可使胚胎发育异常甚至死亡,流产发生率达 15%~30%,多发生在孕早期,主要见于病情严重血糖未能控制者。②妊娠期并发症:糖尿病孕妇妊娠期高血压疾病发病率较正常孕妇高 2~4 倍,因糖尿病患者可导致小血管内皮细胞增厚及管腔狭窄,组织供血不足,伴有肾血管病变时更易发生。③感染:糖尿病孕妇抵抗力下降易合并感染,最常见泌尿系感染,也可发生产后子宫内膜炎和伤口感染,感染可加重糖尿病代谢紊乱,甚至诱发酮症酸中毒。④羊水过多:较非糖尿病孕妇多 10 倍,其原因可能与胎儿高血糖、高渗性利尿致胎尿排出增多有关。羊水过多又可增加胎膜早破和早产的发生率。⑤糖尿病孕妇巨大儿发生率高,导致头盆不称、宫缩乏力增加,剖宫产率升高。巨大儿经阴道分娩使难产机会增加,产程延长易发生产后出血。

2. 对胎儿的影响　①巨大儿:发生率高达 25%~42%,原因为孕妇血糖高,胎儿长期处于母体高血糖状态所致的高胰岛素血症环境,促进蛋白质、脂肪合成和抑制脂解,促进胎儿宫内生长,导致躯干过度发育。②胎儿畸形:胎儿畸形率高于非糖尿病孕妇,严重畸形发生率为正常妊娠的 7~10 倍,与受孕后最初数周高血糖水平密切相关,是围生儿死亡的重要原因,以心血管畸形和神经系统畸形最常见。妊娠合并糖尿病患者应在妊娠期加强对胎儿畸形的筛查。③流产和早产:早产发生率约为 10%~25%,其原因为合并妊娠期高血压疾病、羊水过多、胎儿宫内窘迫等并发症时,需提前终止妊娠。④胎儿生长受限:发生率为 21%,妊娠早期高血糖可抑制胚胎发育。见于严重的糖尿病并发肾脏、视网膜血管病变。

3. 对新生儿的影响　①新生儿呼吸窘迫综合征(NRDS):高血糖刺激胎儿胰岛素分泌增加,形成高胰岛素血症,使胎儿肺表面活性物质产生与分泌减少,致使胎儿肺成熟延迟。②新生儿低血糖:新生儿出生后仍存在高胰岛素血症,若不及时补充糖,易发生新生儿低血糖,严重时可危及新生儿生命。

【护理评估】

(一)生理评估

1. 病因　评估 GDM 的高危因素:①孕妇因素:年龄≥35 岁、孕妇体重>90kg、糖耐量异常史、多囊卵巢综合征;②家族史:糖尿病家族史;③妊娠分娩史:不明原因的流产史、死胎、死产、巨大儿分娩史,足月新生儿呼吸窘迫综合征分娩史,胎儿畸形史;④本次妊娠因素:妊娠期胎儿大于孕周,羊水过多,外阴阴道假丝酵母菌感染反复发作史。

2. 临床表现

(1)症状和体征:①妊娠期重点评估此次妊娠孕妇是否存在糖代谢紊乱综合征的表现,即多饮、多食、多尿"三多"症状,孕妇是否常发生皮肤瘙痒尤其是外阴瘙痒,是否出现视力模糊等;评估孕妇有无产科并发症,如低血糖、高血糖、妊娠期高血压疾病、酮症酸中毒和感染等;是否存在巨大儿或胎儿生长受限。②分娩期重点评估孕妇有无低血糖及酮症酸中毒症状,如心悸、出汗、面色苍白或恶心、呕吐、视力模糊、呼吸加快且带有烂苹果味酮症酸中毒症状。监测产程进展、子宫收缩、胎心率和母体的生命体征等。③产褥期主要评估有无低血糖或高血糖症状,产后出血及感染征兆,评估新生儿状况。

(2)糖尿病合并妊娠的诊断标准:①妊娠前已经确诊为糖尿病。②妊娠前未进行过血糖检查但存在糖尿病高危因素,如肥胖、一级亲属患 2 型糖尿病、GDM 史或大于胎龄儿分娩史、多囊卵巢综合征患者及妊娠早期空腹血糖反复阳性,首次产前检查时应明确是否存在妊娠前糖尿病,达到以下任何一项标准者诊断为糖尿病合并妊娠。①空腹血糖≥7.0mmol/L(126mg/dl);②糖化血红蛋白(GHbA1c)≥6.5%;③伴有典型的高血糖或高血糖危险症状,同时任意血糖≥11.1mmol/L(200mg/dl)。

如果没有明确的高血糖症状,任意血糖≥11.1mmol/L(200mg/dl)需要次日复测空腹血糖或糖化血红蛋白确诊。不建议孕早期常规进行葡萄糖耐量试验(OGTT)检查。

(3)妊娠期糖尿病的诊断:根据 2011 年我国公布的"中华人民共和国卫生部行业标准-GDM 诊断标准",采用 75g 糖耐量试验。标准如下:

①有条件的医疗机构,在妊娠 24~28 周及以后,对所有尚未被诊断为糖尿病的孕妇进行 75gOGTT。OGTT 的方法:OGTT 前 1 日晚餐后禁食至少 8 小时至次日晨(最迟不超过上午 9 时),OGTT 试验前连续 3 日正常体力活动、正常饮食,即每日进食碳水化合物不少于 150g,检查期间静坐、禁烟。检查时,5 分钟内口服含 75g 葡萄糖的液体 300ml,分别抽取服糖前、后 1 小时、2 小时的静脉血(从开始饮用葡萄糖水计算时间)。空腹及服糖后 1 小时、2 小时的血糖值分别为 5.1mmol/L、10.0mmol/L、8.5mmol/L。任何一点血糖值达到或超过上述标准即诊断为 GDM。

②医疗资源缺乏地区,建议妊娠 24~28 周首先检查空腹血糖。空腹血糖身 5.1mmol/L,可以直接诊断为 GDM,不必再做 75gOGTT;而 4.4mmol/L≤FPG≤5.1mmol/L 者,应尽早做 75gOGTT;空腹血糖小于 4.4mmol/L,可暂不行 75gOGTT。

(4)糖尿病严重程度与预后评估:妊娠合并糖尿病的分期根据 White 分类法,分类依据患者发生糖尿病的年龄、病程以及是否存在血管并发症等(表 7-1)。

表7-1 糖尿病合并妊娠的分期

分类	发病年龄(岁)、病程(年)、血管合并症或其他
A 级	妊娠期诊断的糖尿病
A1 级	经控制饮食,空腹血糖<5.3mmol/L,餐后 2 小时血糖<6.7mmol/L
A2 级	经控制饮食,空腹血糖≥5.3mmol/L,餐后 2 小时血糖≥6.7mmol/L
B 级	显性糖尿病,20 岁以后发病,病程<10 年
C 级	发病年龄 10~19 岁,或病程达 10~19 年
D 级	10 岁前发病,或病程≥20 年,或合并单纯性视网膜病
F 级	糖尿病性肾病
R 级	眼底有增生性视网膜病变或玻璃体出血
H 级	冠状动脉粥样硬化性心脏病
T 级	有肾移植史

3.相关检查

(1)空腹血糖测定:血糖是诊断糖尿病和监测糖尿病病情的重要指标。空腹血糖(Fast-ingplasmaglucose,FPG)≥7.0mmol/L 者,可诊断为糖尿病合并妊娠。医疗资源缺乏地区,建议妊娠 24~28 周首先检查 FPG。FPG≥5.1mmol/L 者,可直接诊断为 GDM。而 4.4mmol/L≤FPG<5.1mmol/L 者,应尽早做 75g 葡萄糖耐量试验(oralgl ucosetolerancetest,OGTT),<4.4mmol/L 者,可暂不行 75gOGTT。

(2)口服葡萄糖耐量试验:在妊娠 24~28 周及以后,应对所有尚未被诊断为糖尿病的孕妇进行 75gOGTT。方法:禁食 12 小时后,口服葡萄糖 75g,其正常上限为:空腹为 5.1mmol/L、1 小时为 10.0mmol/L、2 小时为 8.5mmol/L、任何一点血糖值达到或超过上述标准即诊断为 GDM。

(3)其他检查:包括糖化血红蛋白(GHbAlc)、眼底检查、24 小时尿蛋白定量、肝肾功能检查等。另外,通过 B 型超声检查、胎儿成熟度与胎儿电子监护仪了解胎儿发育情况、胎儿成熟度等。血糖控制不满意或孕周小于 38 周终止妊娠者,行羊膜腔穿刺做羊水泡沫试验了解胎儿肺成熟度。

4.处理原则 严格控制血糖在正常水平,减少母儿并发症。

(1)糖尿病患者孕前应判断糖尿病的严重程度,以确定是否适宜妊娠。不宜妊娠者严格避孕。

(2)允许妊娠者应在内分泌科医师、产科医师和营养师的密切配合指导下,尽可能使妊娠期血糖控制在正常或接近正常范围内,加强母儿监护,选择正确的分娩方式,以防止并发症发生。

(二)心理社会评估

重点评估孕妇及其家属对妊娠合并糖尿病相关知识掌握的程度,孕妇是否担心饮食控制和用药会影响胎儿发育等紧张、焦虑心理,评估社会支持系统是否完善等。

【常见的护理诊断/问题】

1. 知识缺乏　缺乏饮食控制及胰岛素治疗的相关知识。

2. 有感染的危险　与糖尿病抵抗力下降有关。

3. 有受伤的危险(胎儿)　与巨大儿、畸形儿、胎肺成熟延迟有关。

4. 潜在并发症　低血糖、酮症酸中毒。

【护理措施】

(一)一般护理

1. 非孕期　妊娠前应寻求孕前咨询和详细评估糖尿病的严重程度,确定是否适宜妊娠。

(1)依据 White 分类法,病情达到 D、F、R 级,妊娠后易造成胎儿畸形、智力障碍、死胎等,并使原有的病情加重,不宜妊娠。严格避孕,若已妊娠应尽早终止。

(2)对器质性病变较轻,血糖控制良好者,可在积极治疗和密切监护下继续妊娠。

(3)从孕期开始,由内分泌科医师和产科医师严格控制血糖值,确保孕期、妊娠期和分娩期血糖控制在正常水平。

2. 妊娠期　妊娠合并糖尿病妇女妊娠期糖代谢复杂多变,应严格控制血糖在正常或接近正常的范围内,加强产前监护,预防并减少孕妇和围生儿并发症,确保母婴的健康和安全,适时终止妊娠。

(1)饮食控制:多数 GDM 患者仅需要通过控制饮食量与种类,均能控制血糖在满意范围;但避免过分控制饮食,以免导致孕妇饥饿性酮症和胎儿宫内生长受限。根据体重计算每日需要的热量,体重≤标准体重10%者,每日需 36~40kcal/kg,体重标准者,每日需 12~18kcal/kg。妊娠早期糖尿病孕妇需要的热卡与孕前相同。妊娠中期后,每周热量增加 200kcal,其中糖类占 50%~60%,蛋白质占 20%~25%,脂肪占 25%~30%,必要时与营养师共同制定营养配餐。提倡低盐饮食;同时每日补充钙剂 1~1.2g,叶酸 5mg,铁剂 15mg 和维生素等微量元素。

(2)适度运动:孕妇适度运动可提高对胰岛素的敏感性,改善血糖及脂代谢紊乱,利于糖尿病病情的控制和正常分娩。运动方式以有氧运动最佳,但以不引起心悸、宫缩和胎心率变化为宜,如散步、上臂运动和太极拳等。每日运动量和时间尽量保持恒定,以餐后 1 小时为宜,持续 20~40 分钟,以免发生低血糖。运动时如血糖小于 3.3mmd/L,或大于 13.9mmol/L,或出现宫缩、阴道出血和低血糖表现,应暂停并监测血糖情况。通过合理的饮食控制和适度运动治疗,使孕期体重增加控制在 10~12kg 内。先兆流产或合并其他严重并发症者不宜采取运动治疗。

(3)合理用药　口服降糖药如磺脲类及双胍类均能通过胎盘,对胎儿产生毒性作用,故孕妇不宜采用口服降糖药物治疗。对通过合理饮食不能控制的妊娠期糖尿病孕妇,胰岛素是主要的治疗药物。显性糖尿病孕妇应在孕前即改为胰岛素治疗,一般饭前半小时皮下注射,每日 3~4 次,用药期间密切观察用药反应。胰岛素用量个体差异较大,尚无统一标准供参考。一般从小剂量开始,并根据病情进展、孕期进展和血糖值加以调整,力求控制血糖在正常水平,避免妊娠期糖尿病酮症酸中毒的发生。

3. 分娩期

(1)分娩时间的选择　原则是在控制血糖,确保母儿安全的情况下,尽量推迟终止妊娠的时间,可等待至妊娠 38~39 周。若血糖控制不良,伴有严重合并症或并发症,如重度子痫前期、伴心血管病变、胎儿生长受阻和胎儿窘迫等情况下,及早抽取羊水,了解胎肺成熟情况,按照医嘱给予地塞米松促进胎儿肺成熟后立即终止妊娠。

(2)分娩方式的选择　妊娠合并糖尿病本身不是剖宫产的指征。有巨大胎儿、胎盘功能不良、糖尿病病情较重、胎位异常或其它产科指征者,应行剖宫产。若胎儿发育正常,宫颈条件较好,可经阴道分娩。经阴道分娩者应严密观察产程进展及胎心变化,若有胎儿宫内窘迫或产程进展缓慢者行剖宫产。

4. 产褥期

(1)产褥期胎盘娩出后,母体内抗胰岛素激素迅速下降,需重新评估胰岛素的需要量,根据产妇血糖情况及时调整胰岛素用量。一般产后 24 小时内胰岛素用量减至原用量的 1/2,48 小时减少至原用量的 1/3,多数在产后 1~2 周胰岛素用量逐渐恢复至孕前水平。

(2)预防产褥感染　糖尿病患者抵抗力下降,易合并感染,密切观察有无感染发生,如发热、子宫压痛、恶露异常等,并及时处理。轻症糖尿病产妇鼓励母乳喂养,尽早吮吸和按需哺乳。不宜哺乳者及时给予退乳并指导人工喂养。

（二）心理护理

妊娠合并糖尿病患者会因为无法完成"确保自己及胎儿安全顺利度过妊娠期和分娩期"这一母性心理发展任务而产生焦虑、恐惧和低自尊反应，甚至造成身体意象紊乱。如果妊娠期和分娩期不顺利，担心影响胎儿和新生儿，孕妇会产生更大的心理压力；糖尿病孕妇在分娩过程中，仍需维持身心舒适，给予支持以减缓分娩压力。所以，护士应加强健康教育，鼓励其讨论面临的问题和心理感受，减轻其心理负担，并协助澄清错误的观念和行为，确保母婴安全。

（三）缓解症状的护理

1. 孕期母儿监护

（1）加强产前检查：妊娠早期每周检查 1 次至 10 周，妊娠中期每 2 周检查 1 次，妊娠 32 周后每周检查 1 次，一般妊娠 20 周时需及时增加胰岛素用量。

（2）母儿监护：因妊娠合并糖尿病患者的血糖水平与孕妇和围生儿并发症密切相关，除常规的产前检查内容外，应对孕妇进行严密监护，降低并发症的发生。

①妊娠期血糖控制满意的标准：孕妇无明显饥饿感，空腹血糖控制在 3.3~5.6mmol/L；餐前半小时 3.3~5.3mmol/L；餐后 2 小时在 4.4~6.7mmol/L；夜间 4.4~6.7mmol/L；②肾功能、糖化血红蛋白监测和眼底检查：每次产前检查应做尿常规，15%孕妇餐后可出现尿糖，尿糖易出现假阳性，所以尿常规检查多用于监测尿酮体和尿蛋白。每月测定肾功能及糖化血红蛋白，同时进行眼底检查。妊娠 32 周后每周检查 1 次，注意血压、水肿、尿蛋白等情况。

妊娠晚期应监测胎儿宫内情况方法为：①自我监护胎动，妊娠 28 周后，指导孕妇自数胎动，若 12 小时胎动数<10 次，或胎动次数减少超过原胎动计数 50%而不能恢复者，表示胎儿宫内缺氧；②孕妇尿雌三醇或血中胎盘生乳素的测定，监测胎盘功能；③胎儿电子监护，无激惹试验自妊娠 32 周开始，每周 1~2 次，监测胎儿宫内储备能力；④定期 B 型超声检查，监测胎头的双顶径、羊水量和胎盘的成熟度。加强对胎儿发育、胎儿成熟度、胎儿胎盘功能等监测，教会孕妇及其家属进行自我监护，必要时及早住院。

2. 分娩时的护理　①注意休息，给予恰当饮食，加强胎儿监护，严密监测血糖、尿糖和尿酮体变化，及时调整胰岛素用量。②临产时产妇的情绪紧张和疼痛可使血糖波动，严格控制产时血糖水平对母儿尤为重要。临产后采用糖尿病饮食，产时血糖水平>5.6mmol/L，一般按每 3~4g 葡萄糖加 1U 胰岛素比例给予静脉输液，提供热量，预防低血糖。经阴道分娩者，鼓励产妇左侧卧位，改善胎盘血液供应，应在

12 小时内结束分娩,以免产程过长增加酮症酸中毒、胎儿缺氧和感染危险。③需剖宫产者做好术前准备,告知手术的必要性,使其配合治疗,尽量使术中血糖控制在 6.67~10.0mmol/L。术后每 2~4 小时测 1 次血糖,直到饮食恢复。

3. 新生儿护理　①无论出生体重大小均视为高危新生儿,给予监护,注意保暖和吸氧。尽早哺乳,因为接受胰岛素治疗的糖尿病产妇,哺乳对新生儿不会产生不良影响。②新生儿出生时取脐血检测血糖,30 分钟后定时滴服 25% 葡萄糖液防止低血糖,同时注意预防低血钙、高胆红素血症及 NRDS 发生。多数新生儿在出生 6 小时内血糖值可恢复正常。

(四)健康教育

护士要向患者讲解妊娠合并糖尿病的有关知识,讲解降低血糖治疗的必要性和孕期血糖控制稳定的重要性,指导患者饮食选择策略、运动治疗和药物治疗的注意事项。

1. 指导患者及其家属掌握有关糖尿病的知识、技能如胰岛素的注射方法,药物作用的药峰时间,并能自行进行血糖或尿糖测试。教会孕妇掌握发生高血糖及低血糖的症状及紧急处理方法,鼓励其外出携带糖尿病识别卡及糖果,避免发生不良后果。

2. 饮食治疗　糖尿病患者饮食控制十分重要,其控制目标是保证母儿的热量和营养需要;避免餐后高血糖或饥饿酮症出现,保证胎儿宫内正常的生长发育。指导产妇产后随访及远期生活方式的调整,改善远期预后。

3. 药物治疗　不推荐口服降糖药物治疗。对不能通过饮食控制和适当运动治疗的糖尿病患者,应用胰岛素治疗。

4. 预防感染　妊娠合并糖尿病患者血糖高抑制白细胞的吞噬能力,机体对感染的抵抗力降低,同时又有利于某些细菌生长,导致孕产妇上呼吸道、泌尿生殖系统和皮肤均易感染。应注意指导孕产妇注意个人卫生,避免皮肤黏膜破损;尤其要加强口腔、皮肤和会阴部清洁,防止泌尿和生殖系统感染。

5. 避孕指导与随访　指导产妇定期复查。尤其 GDM 孕妇再次妊娠时,复发率高达 33%~69%。远期患糖尿病概率增加,17%~63% 患有 GDM 者发展成为 2 型糖尿病,心血管疾病的发生率也高。糖尿病患者产后应长期避孕,建议使用安全套或结扎术,不宜采用避孕药及宫内避孕器具避孕。

第三节　妊娠合并急性病毒性肝炎妇女的护理

病毒性肝炎是由肝炎病毒引起,以肝实质细胞变性坏死为主要病变的传染性疾病,病毒性肝炎在孕妇中较常见,是妊娠期妇女肝病和黄疸最常见的原因。肝炎病毒包括甲型(HAV)、乙型(HBV)、丙型(HCV)、丁型(HDV)、戊型(HEV)等,其中以乙型最常见,我国约8%的人群是慢性乙型肝炎病毒携带者。妊娠合并重症肝炎是我国孕产妇死亡的主要原因之一。

(一)妊娠、分娩对病毒性肝炎的影响

妊娠期某些生理变化可使肝脏负担加重或使原有肝脏疾病病情复杂化,从而发展为重症肝炎。

1.妊娠本身并不增加肝炎病毒的易感性,但妊娠期由于早孕反应,母体摄入减少,体内蛋白质等营养物质相对不足;孕妇新陈代谢率增高,营养物质消耗增多,肝内糖原储备降低,故使肝脏抗病能力下降。

2.妊娠期孕妇体内产生的大量内源性雌激素需经肝脏灭活,胎儿代谢产物也需经母体肝内解毒,从而加重肝脏的负担。

3.妊娠期某些并发症,分娩时体力消耗,酸性代谢产物增多和产后出血等均可进一步加重肝损害。

(二)病毒性肝炎对妊娠、分娩的影响

1.对孕妇的影响　①病毒性肝炎发生在早期可使早孕反应加重,妊娠晚期使妊娠期高血压疾病发生率增高,可能与体内醛固酮的灭活能力下降有关。②孕产妇的死亡率高,分娩时因肝功能受损致凝血因子合成功能减退,易发生产后出血。同时重症肝炎的发生率高,为非孕妇女的66倍,在肝功能衰竭的基础上出现凝血功能障碍,如发生感染、上消化道出血等,极易诱发肝性脑病和肝肾综合征。

2.对胎儿及新生儿的影响　①围生儿患病率及死亡率增高:妊娠早期患病毒性肝炎,胎儿畸形发生率高于正常孕妇的2倍。肝功能异常的孕产妇流产、早产、死胎、死产和新生儿死亡率明显增加。近年来研究表明,病毒性肝炎与唐氏综合征(Downsyndrome)的发生密切相关。②慢性病毒携带状态:妊娠期内,胎儿由于垂直传播而被肝炎病毒感染,以乙型肝炎病毒多见。围生期感染的婴儿,部分将转为慢性病毒携带状态,容易发展为肝硬化或原发性肝癌。

3.母婴传播

(1)甲型病毒性肝炎(HAV):由甲型肝炎病毒引起,经粪-口传播。一般不通过胎盘感染胎儿,因此孕期感染 HAV 不必终止妊娠,但妊娠晚期患甲型肝炎,分娩时可经接触母血、羊水吸入或粪-口途径感染新生儿。

(2)乙型病毒性肝炎(HBV):由乙型肝炎病毒引起,可经消化道、输血或血制品和注射用品等途径传播,但母婴传播是 HBV 传播的主要途径之一,导致的 HBV 感染约占我国婴幼儿感染的1/3。母婴传播途径有:①垂直传播:HBV 通过胎盘引起宫内传播;②产时传播:是 HBV 母婴传播的主要途径,占 40%~60%。胎儿通过接触母血、阴道分泌物、羊水,或分娩过程中子宫收缩使胎盘绒毛破裂,母血进入胎儿血液循环引起,只要有 10^{-8}ml 血进入胎儿体内即可使胎儿感染;③产后传播:通过母乳喂养和接触母亲唾液传播。

(3)丙型病毒性肝炎(HCV):妊娠晚期患丙型肝炎约 2/3 发生母婴传播,1/3 受感染者将来发展为慢性肝病。

(4)丁型病毒性肝炎(HDV):因丁型肝炎病毒(HDV)是一种缺陷性 RNA 病毒,必须依赖 HBV 重叠感染引起肝炎,母婴传播较少见。

(5)戊型病毒性肝炎(HEV):目前已有母婴传播的报道。传播途径及临床表现与甲肝相似,易急性发作,且多为重症。妊娠晚期感染孕妇死亡率高达 15%~25%。

【护理评估】

(一)生理评估

1. 病因　评估有无与肝炎患者密切接触史或半年内曾输血、注射血制品史;有无肝炎病家族史等;重症肝炎者应评估其诱发因素,同时评估孕妇治疗用药情况以及家属对肝炎相关知识的了解程度。

2. 临床表现

(1)症状　HAV 的潜伏期 2~7 周(平均 30 天),起病急、病程短、恢复快。HBV 潜伏期 1.5~5 个月(平均 60 天),病程长、恢复慢、易发展为慢性。①临床上孕妇常出现不明原因的食欲减退、恶心、呕吐、腹胀、厌油腻食物、乏力和肝区叩击痛等消化系统症状;②重症肝炎多见于妊娠晚期,起病急、病情重,常表现为畏寒发热、食欲极度减退、呕吐频繁、腹胀、腹水、肝臭气味,表现急性肾衰竭及不同程度的肝性脑病症状,如嗜睡、烦躁、神志不清、甚至昏迷。

(2)体征　皮肤、巩膜黄染,肝脏肿大、有触痛,肝区有叩击痛,部分患者脾脏肿大并可触及。重症患者可有肝脏进行性缩小,腹水及不同程度的肝性脑病。

3. 相关检查

(1)肝功能　检查血清中丙氨酸氨基转移酶(ALT)增高,数值常大于正常 10

倍以上,持续时间较长;血清总胆红素>171μmol/L(1mg/dl);凝血酶原时间百分活度(PTA)的正常值我80%~100%,<40%是诊断重症肝炎的重要指标之一。PTA是判断病情严重程度和预后的主要指标。

(2)病原学检测及其临床意义

①HAV:急性期患者血清中抗 HAV-IgM 阳性有诊断意义。

②HBV:患者感染 HBV 后血液中可出现一系列有关的血清学标志物(表7-2)。

表7-2　乙型肝炎病毒血清病原学检测及其意义

项目	血清学标志物及意义
HBsAg	HBV 感染的特异性标志,见于慢性肝炎、无症状病毒携带者
抗-HBs 抗体	机体曾经感染过 HBV,但已具有免疫力,也是评价接种疫苗效果的指标之一
HBeAg	肝细胞内有 HBV 活动性复制,具有传染性
抗-HBe 抗体	血清中病毒颗粒减少或消失,传染性减低
抗 HBc-IgM	抗 HBc-IgM 阳性可确诊为急性乙肝
抗 HBc-IgG	肝炎恢复期或慢性感染

③HCV:血清中检测出 HCV 抗体即可确诊。

④HDV:急性感染时 HDV-IgM 出现阳性。慢性感染者 HDV-IgM 呈持续阳性。

⑤HEV:急性期患者血清内可检测出高滴度的 HEV-IgM,恢复期血清内检测出低水平的 HEV-IgG。

(3)凝血功能和胎盘功能　检查凝血酶原时间,HPL 及孕妇血和尿雌三醇检测等。B 型超声检查胎儿发育情况及胎儿胎盘是否成熟等。

4.处理原则

(1)妊娠期轻型肝炎　处理原则与非孕期肝炎相同。增加休息,加强营养,给予高维生素、足量碳水化合物、高蛋白和低脂肪饮食。应用中西药进行保肝治疗,避免使用可能损害肝脏的药物并预防感染。有黄疸者立即住院,按重症肝炎处理。

(2)妊娠期重症肝炎　保护肝脏,积极预防,如限制蛋白质的摄入,每日应<0.5g/kg,增加碳水化合物,保持大便通畅,预防 DIC 及肾衰竭。遵医嘱配合治疗肝性脑病,妊娠末期重症肝炎者,经积极治疗24 小时后,行剖宫产终止妊娠。

(3)分娩期及产褥期妊娠合并病毒性肝炎　不是剖宫产指征,但相对阴道分娩来说剖宫产可减轻肝功能损害,因而对于一般病情较重、凝血功能欠佳的患者可放宽剖宫产。备新鲜血;宫口开全行阴道助产以缩短第二产程;注意防止母婴传播、产后出血及感染。应用对肝脏损害较小的广谱抗生素预防产褥感染,避免感染后加重病情。

(二)心理社会评估

评估孕妇及其家属对疾病的认知程度和家庭支持系统是否完善。部分孕妇因担心感染胎儿,会产生焦虑、矛盾及自卑心理,应重点评估。

【常见的护理诊断/问题】

1. 知识缺乏 缺乏有关病毒性肝炎感染途径、传播方式、母儿危害和预防保健等知识。

2. 营养失调低于机体需要量 与饮食、恶心、呕吐和营养摄入不足有关。

3. 预感性悲哀 与肝炎病毒感染造成的后果有关。

4. 潜在并发症 肝性脑病和产后出血。

【护理措施】

(一)一般护理

1. 加强围婚期生殖健康保健和孕前咨询 孕前重视围婚期生殖健康保健,做好婚前医学检查,夫妇一方患有肝炎者应使用避孕套以免交叉感染。已患肝炎的育龄妇女做好避孕;急性肝炎者应在痊愈后半年在医师指导下妊娠。

2. 妊娠期

(1)妊娠早期患急性肝炎者,若为轻症应积极配合治疗,可继续妊娠,慢性活动性肝炎患者,妊娠后对母儿危害较大,积极治疗后应终止妊娠。

(2)妊娠期轻症肝炎护理措施同非孕期肝炎患者,更需注意以下几方面:①一般护理:卧床休息,避免过量活动。加强营养,增加优质蛋白、高维生素、足量糖类、低脂肪食物摄入;保持大便通畅。按医嘱给予保肝药物,避免应用可能损害肝脏的药物,如镇静剂、麻醉药等。②定期产前检查,防止交叉感染:对肝炎孕妇应有专门隔离诊室,所有用物使用2000mg/L含氯制剂浸泡,定期消毒。定期对患者进行肝功能、肝炎病毒血清病原学检查。积极治疗各种妊娠并发症,按医嘱给予广谱抗生素,预防各种感染以防加重肝损害。加强母儿监护,适时终止妊娠。

3. 分娩期

(1)分娩方式的选择 经阴分娩可增加胎儿感染病毒概率,虽非剖宫产的绝对指征,但主张剖宫产,以免过度体力消耗加重肝脏负担。密切观察产程进展,为产妇及其家人提供安全、舒适的待产分娩环境,注意语言表达,避免各种不良刺激,防止并发症发生。对重症肝炎,积极控制24小时后迅速终止妊娠。

(2)经阴道分娩者　尽量避免软产道损伤和擦伤,正确处理产程,防止滞产,缩短第二产程,宫口开全后给予阴道助产,注意消毒隔离,胎肩娩出后立即静脉注射缩宫素,防止母婴传播及产后出血。胎儿娩出后,抽脐血做血清病原学和肝功能检查。

(3)预防感染　严格执行消毒隔离制度,产时严格消毒并应用广谱抗生素。凡病毒性肝炎产妇用过的医疗物品均需用2000mg/L含氯消毒液浸泡后再按有关规定处理。

4.产褥期

(1)预防产后出血和感染　注意休息和营养,观察子宫收缩及阴道流血情况,加强基础护理,并继续按照医嘱给予对肝脏损害较小的广谱抗生素预防感染。同时开始评价母亲角色的获得,协助建立良好的亲子互动。

(2)指导母乳喂养　母血HBsAg、HBeAg、抗-HBc三项阳性及后二项阳性的产妇均不宜哺乳;乳汁中HBV-DNA阳性者不宜哺乳;目前主张新生儿接受免疫注射,母亲仅HBsAg阳性者分娩的新生儿经主动免疫、被动联合免疫后可母乳喂养。对不宜哺乳者,口服生麦芽冲剂或乳房外敷芒硝回乳,不宜用雌激素等对肝脏有损害的药物;并指导产妇及其家属人工喂养的知识和技能。

(二)心理护理

建立良好的护患关系,鼓励患者倾诉,给予心理支持。详细讲解病毒性肝炎的相关知识以及相应的隔离措施,取得孕妇及其家属的理解和配合。评估孕妇在妊娠期母亲角色的获得情况,并及时给予支持和帮助。

(三)缓解症状的护理

1.妊娠合并重症肝炎者

(1)保护肝脏,积极防治肝性脑病:按医嘱给予保肝药物,如高血糖素-葡萄糖-胰岛素联合应用,可防止肝细胞坏死和促进肝细胞再生。输新鲜血浆,补充凝血因子。严格限制蛋白质的摄入量,增加糖类,每日热量维持7431.2kJ(1800kcal)以上。保持大便通畅,严禁肥皂水灌肠,遵医嘱口服新霉素或甲硝唑抑制大肠杆菌,减少游离氨及其他毒素的形成和吸收。严密观察病人有无性格改变和行为异常,扑翼样震颤等肝性脑病前驱症状。

(2)预防DIC和并发肾衰竭:遵医嘱补充凝血酶原复合物、纤维蛋白原和维生素 K1 等。有 DIC 者在凝血功能检测下遵医嘱应用肝素治疗,应注意观察有无出血倾向,且量宜小不宜大;为预防产后出血,产前 4 小时至产后 12 小时内不宜使用肝素治疗。严密监测生命体征,并发肾衰竭者按急性肾衰竭护理,严格限制入液量,记录液体出入量,一般每日人液量为前日尿量加 500ml 液体量,避免应用损害肾脏的药物。

2. 新生儿免疫　①主动免疫:新生儿出生后 24 小时内注射乙型肝炎疫苗20%,生后 1 个月,6 个月再分别注射 l0μg。免疫率可达 75%。②被动免疫:新生儿生后立即肌内注射 0.5ml 乙肝免疫球蛋白(HBIG),生后 1 个月、3 个月再各肌注0.16ml/kg。免疫率可达 71%。③联合免疫:新生儿出生后 24 小时内尽早(最好在出生后 12 小时内)肌注 100~200UHBIG,乙型肝炎疫苗 20μg 仍按照上述方法进行。免疫率高达 95%。全程阻断,生后 6 个月复查。

(四)健康教育

重视孕期监护,提高肝炎病毒的检出率。要向病人及家属讲解消毒隔离的重要性。指导不宜哺乳者回奶方法和乳房护理方法。肝功能异常者产后遵医嘱应继续保肝治疗,并加强产妇产后饮食指导,避免过度油腻饮食,避免劳累。采取适宜的避孕措施,肝功异常者慎用激素类避孕药物。做好新生儿母婴阻断的指导,及时进行疫苗接种。

按医嘱继续为产妇提供保肝护理,促进产后康复,必要时及时就诊。指导避孕,患肝炎妇女应在痊愈后半年,最好 2 年后再妊娠。

第四节　妊娠合并缺铁性贫血妇女的护理

【概述】

贫血是妊娠期较常见的合并症,属高危妊娠。由于妊娠期血容量增加,并且血浆增加多于红细胞增加,血液呈稀释状态,又称生理性贫血。贫血由多种病因引起,通过不同的病理过程,使人体外周血红细胞容量减少,低于正常范围下限的一种常见的临床症状。常以血红蛋白(Hb)浓度作为诊断标准。妊娠期贫血的诊断标准不同于非孕妇女,WHO 规定孕妇外周血 Hb<110g/L 及血细胞比容<0.33 为妊娠期贫血。我国一直沿用的诊断标准为 Hb<100g/L、红细胞计数<$3.5×10^{12}$/L或血细胞比容<0.30。WHO 最新研究表明,50%以上孕妇合并贫血,以缺铁性贫血最为常见,占妊娠期贫血的 95%。

妊娠期贫血的程度可分为四度:轻度:RBC($3.0~3.5$)×10^{12}/L,Hb81~100g/

L；中度：RBC（$2.0\sim3.0$）$\times10^{12}$/L，Hb61$\sim$80g/L；重度：（$1.0\sim2.0$）$\times10^{12}$/L，Hb31$\sim$60g/L；极重度：RBC<1.0×10^{12}/L，Hb$\leqslant$30g/L。

贫血与妊娠的相互影响如下。

1. 对母体的影响 贫血在妊娠各期对母儿均造成一定的危害。①妊娠可使原有贫血病情加重，而贫血则使妊娠风险增加。由于贫血孕妇的抵抗力下降，对分娩、手术和麻醉的耐受力降低，孕妇容易产生疲倦感，从而影响孕妇在妊娠期的心理调适。②重度贫血可导致贫血性心脏病、妊娠期高血压疾病性心脏病、产后出血、失血性休克和产褥感染等并发症，危及孕产妇生命。

2. 对胎儿的影响 ①孕妇骨髓与胎儿在竞争摄取母体血清铁的过程中，一般以胎儿组织占优势，铁通过胎盘由孕妇运至胎儿为单向运输，因此胎儿缺铁程度不会太严重。②若孕妇患重度贫血时，缺乏胎儿生长发育所需的营养物质和胎盘供氧，易造成胎儿生长受限、胎儿宫内窘迫、早产或死胎等不良后果。

【护理评估】

（一）生理评估

1. 病因 评估既往有无月经过多、消化道疾病引起的慢性失血性病史，有无不良饮食习惯或胃肠功能紊乱导致的营养不良病史。

2. 临床表现

（1）症状 轻度贫血病人多无明显症状；严重贫血可表现为：面色苍白、头晕、乏力、耳鸣、水肿、心悸、气短、食欲不振、腹胀、腹泻等症状。甚至出现贫血性心脏病、妊娠高血压疾病性心肌病、胎儿生长受限、胎儿窘迫、早产、死胎和死产等并发症相应的症状。贫血可使孕产妇抵抗力低下导致各种感染性疾病。

（2）体征 皮肤黏膜苍白、毛发干燥无光泽易脱落、指（趾）甲扁干、脆薄易裂、反甲（指甲呈钩状），可伴发口腔炎、舌炎等。临产后，部分孕妇出现脾脏轻度肿大。

（3）贫血程度 贫血的程度 WHO 妊娠期贫血的诊断标准为外周血血红蛋白值<110g/L，血细胞比容<33% 为妊娠期贫血。血红蛋白>60g/L 为轻度贫血，血红蛋白$\leqslant$60g/L 为重度贫血。

3. 相关检查

（1）血象 外周血涂片为小红细胞低血红蛋白性贫血，Hb<110g/L，血细胞比容<0.30，红细胞<3.5×10^{12}g/L，即可诊断为贫血，白细胞计数和血小板计数均在正常范围。

（2）血清铁浓度 血清铁下降可出现在血红蛋白下降前，是缺铁性贫血的早期表现。正常成年妇女血清铁为孕妇血清铁 7～27μmol/L。若孕妇血清铁<6.5μmol/L,可诊断为缺铁性贫血。

(3)骨髓象　诊断困难时可做骨髓检查,骨髓象表现为红细胞系统呈轻度或中度增生活跃,以中、晚幼红细胞增生为主。骨髓铁染色可见细胞内外铁均减少,尤其以细胞外铁减少明显。

4.处理原则　补充铁剂和去除导致缺铁性贫血的原因;一般性治疗包括增加营养和含铁丰富的饮食。积极预防产后出血和感染。

(二)心理社会评估

重点评估孕妇因长期疲倦或相关知识缺乏造成的倦怠心理。同时评估孕妇及家人对缺铁性贫血疾病的认知情况,家庭支持系统是否完善等。

【常见的护理诊断/问题】

1.知识缺乏　缺乏妊娠合并贫血的保健知识及服用铁剂重要性的相关知识。

2.活动无耐力　与贫血引起的疲倦有关。

3.有胎儿受伤的危险　与母亲贫血、早产等有关。

【护理措施】

(一)一般护理

1.妊娠期

(1)饮食护理　①纠正偏食、挑食等不良饮食习惯;②制定合理的膳食计划,鼓励孕妇摄取高蛋白及含铁丰富食物,如黑木耳、海带、紫菜、猪(牛)动物肝脏、蛋类等。

(2)加强母儿监护　产前检查时注意观察孕妇的自觉症状、皮肤黏膜颜色有无改变、水肿情况等;定期给予血常规检测,尤其妊娠晚期应重点复查。注意胎儿宫内生长发育状况的评估,积极预防各种感染,避免加重心脏负担诱发急性左心衰竭。

2.分娩期　中、重度贫血产妇临产前遵医嘱给予维生素 K_1、卡巴克洛(安络血)和维生素 C 等药物,并配血备用。严密观察产程进展,鼓励产妇进食并做好生活护理和心理支持;加强胎心监护,给予低流量吸氧;必要时阴道助产以减少产妇体力消耗和缩短第二产程。产妇因贫血对出血的耐受性差,少量出血易引起休克,应积极预防产后出血。胎儿前肩娩出时,遵医嘱肌注或静脉注射 10～20U 缩宫素或麦角新碱 0.2mg;产程中严格无菌操作,产时及产后遵医嘱使用广谱抗生素预防感染。

3.产褥期　产妇应保证足够的休息及营养,避免疲劳。密切观察子宫收缩、阴道流血和伤口愈合情况,按医嘱补充铁剂,纠正贫血并继续应用抗生素预防和控制感染;定期复查红细胞计数及 Hb。

(二)心理护理

告知孕妇及其家属贫血对母儿的影响,鼓励孕妇说出内心的感受,提供良好的情感和心理支持。

(三)缓解症状的护理

正确服用铁剂:铁剂补充以口服给药为主,建议妊娠 4 个月后遵医嘱每日服用铁剂,如硫酸亚铁 0.3g,每日 3 次口服,同时服维生素 C300mg 和 10% 稀盐酸 0.5～2ml,促进铁吸收。铁剂对胃黏膜有刺激作用,可引起恶心、呕吐和胃部不适等症状。因此,口服者饭后或餐中服用以减轻胃肠道反应;服用铁剂后常有黑便,给予解释;服用抗酸药时需与铁剂交错时间服用。对妊娠晚期重度缺铁性贫血或严重胃肠道反应不能口服者,可采用深部肌内注射法,首次给药应从小剂量开始,常用制剂为右旋糖酐铁或山梨醇铁。

(四)健康教育

1.孕前预防　孕前应积极治疗慢性失血性疾病如月经过多,改变长期偏食等不良饮食习惯,适度增加营养。必要时补充铁剂,以增加铁的储备。

2.孕期注意休息和合理膳食　轻度贫血孕妇可适当减轻工作量;重度贫血者应在餐前、餐后、睡前和晨起时用漱口液漱口;重度口腔炎孕妇应做口腔护理,有溃疡者按医嘱局部用药。

3.产褥期母乳喂养指导　对于因重度贫血不宜哺乳者,耐心解释并指导产妇及家人掌握人工喂养方法。正确回乳,如口服生麦芽冲剂或芒硝外敷。

第八章　异常分娩妇女的护理

影响产妇分娩过程能否顺利进行的因素有产力、产道、胎儿和产妇的精神心理状态四个因素;其中任何一个或一个以上因素发生异常,或这些因素之间不能相互适应而使分娩过程受阻,称为异常分娩,又称难产。由于分娩是个动态变化的过程,在分娩过程中,顺产和难产在一定条件下可以相互转化,若处理得当,难产可以转变为顺产;若处理不当,顺产可以转变为难产。因此,要了解异常分娩的各种因素及他们之间的关系,及时处理,使产妇及胎儿能安全度过分娩期。

第一节　产力因素

产力是分娩的动力,在无其他因素影响和作用下,有效的产力可使宫口扩张,胎先露下降,产程不断进展。产力异常主要是子宫收缩力异常,在分娩过程中,子宫收缩的节律性、对称性及极性不正常或强度、频率有改变,称为了宫收缩力异常。临床表现为子宫收缩乏力(简称宫缩乏力)或子宫收缩过强(简称宫缩过强)两类,每类又分为协调性子宫收缩和不协调性子宫收缩(图 8-1)。

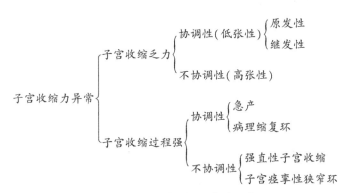

图 8-1　子宫收缩力异常的分类

一、子宫收缩乏力

【概述】

子宫收缩乏力分为协调性子宫收缩乏力和不协调性子宫收缩乏力。协调性子宫收缩乏力具有正常的节律性、对称性和极性,但收缩力弱,持续时间短,间歇期长且不规律;不协调性子宫收缩乏力极性倒置,宫缩失去了正常的节律性、对称性和极性,宫缩不是起自两侧子宫角,宫缩的兴奋点来自子宫的一处或多处,频率高,节律不协调。

【护理评估】

(一)生理评估

1.病因　子宫收缩乏力的原因常见有以下几种:

(1)精神心理因素　初产妇(尤其是 35 岁以上高龄初产妇)多见,由于缺乏对分娩知识的了解,因此对分娩产生恐惧、担忧,精神过度紧张,影响了中枢神经系统的正常功能,导致宫缩异常。

(2)产道与胎儿因素　临产后,当头盆不称或胎位异常时,胎儿先露部下降受阻,不能紧贴子宫下段及宫颈内口,因而不能引起反射性子宫收缩,是导致继发性子宫收缩乏力的最常见原因。

(3)子宫因素　子宫壁过度膨胀(如多胎妊娠、巨大胎儿、羊水过多等)可使子宫肌纤维过度伸展,使子宫肌纤维失去正常收缩能力,经产妇和子宫急慢性炎症子宫肌纤维变性及结缔组织增生影响子宫收缩;子宫发育不良、子宫畸形(如双角子宫等)、子宫肌瘤等,均能引起子宫收缩乏力。

(4)内分泌失调　临产后,产妇体内雌激素、缩宫素、前列腺素、乙酰胆碱等分泌不足,孕激素下降缓慢,子宫对乙酰胆碱的敏感性降低等,均可影响子宫肌兴奋阈,致使子宫收缩乏力。电解质(钾、钠、钙、镁)异常影响子宫肌纤维收缩的能力,导致子宫收缩乏力。

(5)药物影响　临产后不适当地使用大量镇静剂,如吗啡、硫酸镁、氯丙嗪、哌替啶、苯巴比妥等,致使子宫收缩受到抑制。

(6)其他　营养不良、贫血和其他慢性疾病所致体质虚弱者、饮食和睡眠不足、产妇过度疲劳、膀胱直肠充盈,前置胎盘影响先露下降等均可导致宫缩乏力。

2.临床表现

(1)协调性子宫收缩乏力(低张性子宫收缩乏力)　表现为子宫收缩具有正常的节律性、对称性和极性,但收缩力弱,持续时间短,间歇期长且不规律,宫缩小于

2次/10分。当子宫收缩达极期时,子宫体不隆起、变硬,用手指压宫底部肌壁仍可出现凹陷,产程延长或停滞。根据其在产程中出现的时间可分为:①原发性子宫收缩乏力,是指产程开始子宫收缩乏力,宫口不能如期扩张,胎先露部不能如期下降,产程延长;②继发性子宫收缩乏力,是指产程开始子宫收缩正常,只是在产程进展到某阶段(多在活跃期或第二产程),表现为子宫收缩较弱,产程进展缓慢,甚至停滞。

(2)不协调性子宫收缩乏力(高张性子宫收缩乏力)　多见于初产妇,表现为子宫收缩的极性倒置,宫缩失去了正常的节律性、对称性和极性,宫缩的兴奋点不是起源于两侧子宫角部,而是来自子宫下段某处或宫体多处,频率高,节律不协调。宫缩时宫底部不强,而是中段或下段强,宫缩间歇期子宫壁不能完全松弛,表现为子宫收缩不协调,这种宫缩不能使宫口扩张和先露下降,属无效宫缩。这种宫缩容易使产妇自觉宫缩强,持续腹痛,拒按,精神紧张,烦躁不安,体力消耗,产程延长或停滞,严重者出现脱水,电解质紊乱,肠胀气,尿潴留。由于胎儿-胎盘循环障碍,可出现胎儿宫内窘迫,严重威胁胎儿生命。

3.相关检查

(1)胎心监测　胎儿电子监护仪连续监测宫缩的节律性、强度和频率的改变。

(2)实验室检查　尿常规检查尿酮体阳性提示存在热量供应不足,产妇体力过度消耗;血液生化检查,有无出现钾钠氯钙电解质改变及二氧化碳结合力改变。

4.对母儿的影响

(1)对产妇的影响

①体力消耗:由于产程延长,产妇休息不好,进食少,严重时可引起脱水、酸中毒、低血钾症。精神与体力消耗,可出现疲乏无力、肠胀气、排尿困难等,加重宫缩乏力。

②产伤:由于第二产程延长,膀胱被压迫于胎先露部(尤其是胎头)和耻骨联合之间,可导致组织缺血、水肿、坏死,形成膀胱阴道瘘或尿道阴道瘘。

③产后出血:产后宫缩乏力影响胎盘剥离、娩出和子宫壁的血窦关闭,容易引起产后出血。

④产后感染:产程进展慢、滞产、胎膜早破、产后出血、多次肛查或阴道检查等可增加感染机会。

(2)对胎儿、新生儿的影响　由于产程延长,不协调性子宫收缩乏力导致胎盘血液循环受阻,供氧不足,或者胎膜早破及脐带受压或脱垂等均可发生胎儿窘迫,新生儿窒息和死亡。同时,因产程延长,导致手术干预机会增多和并发产伤等,新生儿颅内出血发病率和死亡率增加。

5.处理原则

(1)协调性子宫收缩乏力　　不论是原发性还是继发性,首先应寻找原因,针对原因进行恰当处理。

(2)不协调性子宫收缩乏力　　原则上是恢复子宫收缩的生理极性和对称性,然后按协调性子宫收缩乏力处理,但在子宫收缩恢复其协调性之前,严禁使用缩宫素。

(二)心理社会评估

产程延长时,产妇不知是否能够顺利分娩,担心胎儿安危,常表现为焦虑、紧张,由于疼痛引起睡眠不安、食欲减退,导致精力、体力下降。评估产妇及家属对分娩知识的掌握情况,是否能够理解自身产程进展及所给予的护理措施。

【常见的护理诊断/问题】

1.焦虑　　与产程延长、宫缩乏力、担心自身及胎儿安危有关。

2.疲乏　　与孕妇体力消耗、产程延长、水电解质紊乱有关。

3.有胎儿受伤的危险　　与产程延长、手术产伤有关。

4.有感染的危险　　与产程延长、破膜时间较长、多次阴道检查及肛门检查有关。

【护理措施】

(一)一般护理

1.休息　　提供安静、舒适的环境,以左侧卧位使产妇充分的休息,消除其恐惧与紧张的心理。

2.饮食　　鼓励产妇进易消化、清淡、高热量的食物,适当饮水。

3.减轻或缓解疼痛　　指导产妇深呼吸、听音乐、与人交流分散注意力,采用腹部和背部按摩形式缓解疼痛。

(二)心理护理

1.减少恐惧与焦虑　　必须重视评估产妇的心理状况,及时给予解释和支持,指导产妇如何放松,进行心理调整,耐心倾听产妇的内心感受,减轻焦虑。

2.稳定情绪　　用语言和非语言方式沟通技巧表示关心。向产妇和家属解释难产的有关知识,鼓励产妇和家属说出他们的担忧,及时回答他们提出的问题,耐心疏导,消除紧张情绪。

3.树立自信　　随时将产程进展情况和护理计划告知产妇,产妇正确对待难产,鼓励产妇树立信心,与医护人员配合,充分调动产妇的积极性。

(三)缓解症状的护理

1.协调性子宫收缩乏力的护理

(1)第一产程的护理

①改善全身情况:保证休息,首先要关心和安慰产妇,消除精神紧张与恐惧心理。对产程时间长,产妇过度疲劳或烦躁不安者按医嘱可给镇静剂,如地西泮10mg 缓慢静脉注射或哌替啶100mg 肌内注射。使其休息后体力有所恢复,子宫收缩力也得以恢复;补充营养,鼓励产妇多进易消化高热量饮食,对摄入量不足者需补充液体,不能进食者每天液体摄入量不少于2500ml,按医嘱给予10%葡萄糖500ml 内加维生素 C2g 静脉滴注。伴有酸中毒时应补充5%的碳酸氢钠,同时注意纠正电解质紊乱;保持膀胱和直肠的空虚状态,初产妇宫口开大不足3cm,胎膜未破者,可给予温肥皂水灌肠,以促进肠蠕动,排出粪便和积气,刺激子宫收缩。自然排尿有困难者可先行诱导法,无效时应予导尿,因排空膀胱能增宽产道。经上述处理后,子宫收缩力可加强。

②加强子宫收缩:如经上述处理子宫收缩仍乏力,且能排除头盆不称、胎位异常和骨盆狭窄,无胎儿窘迫,产妇无剖宫产史,则按医嘱可选择以下方法加强子宫收缩。针刺穴位,通常针刺合谷,三阴交,太冲,关元,中极等穴位,有增强宫缩的效果;刺激乳头可加强宫缩;人工破膜,宫颈扩张 3cm 或 3cm 以上,无头盆不称、胎头已衔接者,可行人工破膜,破膜后,胎头直接紧贴子宫下段及宫颈内口,引起反射性子宫收缩,加速产程进展;静脉滴注缩宫素,适用于协调性子宫收缩乏力、胎心良好、胎位正常、头盆相称者。先将 5%葡萄糖液 500ml 静脉滴注,调节滴速至 8~10滴/分,然后再加入 2.5~5IU 的缩宫素,摇匀,每隔 15 分钟观察 1 次宫缩、胎心、血压和脉搏,并予记录。如子宫收缩不强,可逐渐加快滴数,每分钟不超过 40 滴,以子宫收缩达到持续 40~60 秒,间歇 2~4 分钟为好。如出现宫缩持续 1 分钟以上或胎心率有变化,应立即停止滴注。如发现血压升高,应减慢滴速。缩宫素静脉滴注,必须专人监护,随时调节剂量、浓度和滴速,以免因子宫收缩过强而发生子宫破裂或胎儿窘迫。

③剖宫产术的准备:如经上述处理产程仍无进展或出现胎儿宫内窘迫、产妇体力衰竭等,应立即行剖宫产的术前准备。

(2)第二产程的护理　第一产程经过各种方法处理后,宫缩一般可转为正常,进入第二产程。此时做好阴道助产和抢救新生儿的准备,仔细观察宫缩、胎心及胎先露下降情况。

(3)第三产程的护理　继续与医生合作,预防产后出血及感染。按医嘱于胎儿前肩娩出时肌肉注射缩宫素 10U,并同时给予缩宫素 10~20U 静脉滴注,防治产后出血。凡破膜时间超过 12 小时、总产程超过 24 小时、肛查次数多或阴道助产者,按医嘱应用抗生素预防感染。并密切观察子宫收缩、阴道出血情况及生命体征的各项指标。注意产后及时保暖及饮用一些高热量饮品,以利于产妇在产房的 2 小时观察中得到休息与恢复。

2.不协调性子宫收缩乏力的护理

(1)镇静　按医嘱给予哌替啶 100mg 或吗啡 10~15mg 肌注,确保产妇充分休息。多数产妇均能恢复为协调性宫缩,然后按协调性宫缩的方法处理,在未恢复协调性宫缩之前严禁使用缩宫素。

(2)减轻疼痛　医护人员要关心患者,耐心细致地向产妇解释疼痛的原因,指导产妇宫缩时做深呼吸、腹部按摩,稳定情绪,减轻疼痛。鼓励陪伴分娩,更多时间陪伴不协调宫缩乏力的产妇,稳定其情绪。若宫缩仍不协调或伴胎儿窘迫、头盆不称等,应及时通知医生,并做好剖宫产术和抢救新生儿的准备。

(四)健康教育

1.鼓励产妇增加营养,提高身体素质,让产妇了解宫缩乏力与饮食及休息的关系,预防宫缩乏力。

2.宫缩乏力、产程延长的患者,易发生产褥感染,指导患者勤换内衣及每日擦洗外阴,保持清洁。教会患者观察恶露的性状,发现异常及时向医护人员报告。

二、子宫收缩过强

子宫收缩过强分为协调性子宫收缩过强和不协调性子宫收缩过强。不协调性子宫收缩过强又分为强直性子宫收缩和子宫痉挛性狭窄环。

【护理评估】

(一)生理评估

1.病因　目前尚不清楚,但与以下几种因素有关:

(1)急产几乎都发生于经产妇,其主要原因是软产道阻力小。

(2)缩宫素使用不当,如产妇对缩宫素过于敏感、剂量过大、误注子宫收缩剂分娩发生梗阻、胎盘早剥血液浸润子宫肌层等均可导致子宫强直性收缩。

(3)产妇的精神过度紧张,疲乏无力、产程延长、粗暴地多次宫腔内操作等,均可引起子宫壁某部肌肉呈痉挛性不协调性宫缩过强。

2. 临床表现

（1）协调性子宫收缩过强　表现为子宫收缩的节律性、对称性和极性均正常，仅子宫收缩力过强、过频（10分钟内有5次或以上的宫缩且持续达60秒或更长），如产道无阻力，无头盆不称及胎位异常，往往产程进展很快，宫颈口在短时间内迅速开全，分娩在短时间内结束，造成急产，即总产程不超过3小时，多见于经产妇。产妇往往有痛苦面容，大声喊叫。由于宫缩过强过频易致产道损伤、胎儿缺氧、胎死宫内或新生儿外伤等。

（2）不协调性子宫收缩过强

①强直性子宫收缩：并非子宫肌组织功能异常，而是宫颈口以上部分的子宫肌层由于外界因素引起强直性痉挛性收缩。宫缩间歇期短或无间歇，产妇持续性腹痛、拒按、烦躁不安。胎方位触不清，胎心音听不清。有时可在脐下或平脐处见一环状凹陷，即病理性缩复环。导尿时有血尿等先兆子宫破裂的征象。

②子宫痉挛性狭窄环：子宫壁局部肌肉呈痉挛性不协调性收缩所形成的环状狭窄，持续不放松，称子宫痉挛性狭窄环（图8-2）。狭窄环可发生在宫颈、宫体的任何部位，多在子宫上下段交界处，也可在胎体的某一狭窄部，以胎颈、胎腰处多见。产妇持续性腹痛、烦躁，宫颈扩张慢，胎先露下降停滞，胎心率不规则。阴道检查时在宫腔内可触及较硬而无弹性的狭窄环。此环特点是不随宫缩上升，不同于病理性缩复环。

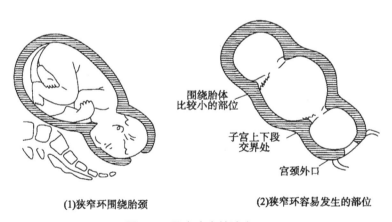

(1)狭窄环围绕胎颈　　　　　**(2)狭窄环容易发生的部位**

围绕胎体比较小的部位

子宫上下段交界处

宫颈外口

图8-2　子宫痉挛性狭窄环

3. 相关检查

（1）胎心监测观察胎心有无异常。

（2）实验室检查　检查出凝血时间，交叉配血等手术前相关检查。

4.对母儿的影响

(1)对产妇的影响　宫缩过强、过频,产程过快,可导致初产妇宫颈、阴道及会阴撕裂伤。若有梗阻则可发生子宫破裂危及母儿生命,接产时来不及消毒可致产褥感染。由于子宫痉挛性狭窄环使产程延长,产妇极度痛苦,导致产妇衰竭,手术产机会增多。产后子宫肌纤维缩复不良易发生胎盘滞留或产后出血。

(2)对胎儿、新生儿的影响　宫缩过强、过频影响子宫胎盘的血液循环,使胎儿宫内缺氧,易发生胎儿窘迫、新生儿窒息或死亡。由于胎儿娩出过快,胎头在产道内受到的压力突然解除而导致新生儿颅内出血。若来不及消毒分娩,新生儿易发生感染。如果坠地,可导致骨折、外伤等。

5.处理原则

(1)协调性子宫收缩过强　有急产史的产妇,提前住院待产,以免先兆临产后发生意外。若临产后不宜灌肠,提前做好接生及新生儿窒息抢救准备工作,胎儿娩出时嘱产妇勿向下屏气。若发生急产,新生儿应肌注维生素 K1 预防颅内出血,并尽早肌注破伤风抗毒素 1500U 和抗生素预防感染。产后仔细检查宫颈、阴道、外阴,如有撕裂应及时缝合,并给予抗生素预防感染。

(2)不协调性子宫收缩过强　正确对待发生急产的高危人群和急产征兆,出现强直性子宫收缩,给予恰当处理,预防并发症,抑制宫缩。若属梗阻性原因,应立即行剖宫产术。对于子宫痉挛性狭窄环,应寻找原因,及时给予纠正。停止一切刺激,如无胎儿窘迫征象,可给予镇静剂如哌替啶或吗啡,若处理无效或伴有胎儿窘迫征象,均应行剖宫产术。

(二)心理社会评估

子宫收缩过强时产妇疼痛严重,常表现为极度痛苦面容,疼痛不已,烦躁焦虑,担心胎儿安危,家属也面临着巨大的精神压力。护士应注意在处理过程中给予产妇及家属精神支持,讲清要进行的医疗护理措施及其意义,帮助产妇及家属适应变化,积极配合处理。

【常见的护理诊断/问题】

1.疼痛　与子宫收缩过强、过频有关。

2.焦虑　与担心自身及胎儿安危有关。

3.有新生儿受损的危险　与子宫收缩过强有关。

4.潜在并发症　子宫破裂、产后出血、软产道裂伤、胎儿窘迫等。

【护理措施】

（一）一般护理

最好采取左侧卧位休息,进高热量、易消化饮食,补充水和电解质。产妇要求解大小便时,先判断宫口大小及胎先露下降情况,以防分娩在厕所内发生意外,并做好接产及抢救新生儿的准备工作。

（二）心理护理

有产兆后,提供缓解疼痛、减轻焦虑的支持性措施。指导产妇深呼吸,帮助背部按摩。密切观察产程进展及产妇、胎儿状况,与产妇交谈分散产妇的注意力,减轻产妇的紧张和焦虑,鼓励产妇增加分娩自信心,发现异常及时通知医生并配合处理。

（三）缓解症状的护理

1. 协调性子宫收缩过强的护理

（1）预防宫缩过强对母儿的损伤　有急产史的孕妇提前 1～2 周住院待产,以防院外分娩,造成损伤和意外。经常巡视孕妇,嘱其勿远离病房,一旦发生产兆,卧床休息,最好左侧卧位。需解大小便时,先查宫口大小及胎先露的下降情况,以防分娩在厕所内造成意外伤害。有产兆后提供缓解疼痛、减轻焦虑的支持性措施。鼓励产妇做深呼吸,提供背部按摩,嘱其不要向下屏气,以减慢分娩过程。

（2）密切观察宫缩与产程进展　密切监测宫缩、胎心及母体生命体征变化。观察产程进展,发现异常及时通知医师,与医师配合做妥善处理。提前做好接生及抢救新生儿窒息的准备工作。准备吸痰管、氧气、人工呼吸机、电动吸引器及急救药品。

（3）分娩期及新生儿的处理　分娩时尽可能采取会阴侧切术,预防会阴撕裂;随时发现宫颈、阴道、会阴撕裂伤时应及时进行修补。若急产来不及消毒及新生儿坠地者,新生儿应肌注维生素 K_1 10mg 预防颅内出血,并尽早肌注破伤风抗毒素1500U 和抗生素预防感染。

2. 不协调性子宫收缩过强的护理

（1）强直性子宫收缩应及时给予宫缩抑制剂,如 25% 硫酸镁 20ml 加入 25% 葡萄糖 20ml 缓慢静脉推注,时间不少于 5 分钟,或用肾上腺素 1mg 加入 5% 葡萄糖250ml 静脉滴注。产道有梗阻,应立即行剖宫产术结束分娩。

（2）子宫痉挛性狭窄环应寻找原因,及时给予纠正。停止一切刺激,如禁止阴道操作,停用缩宫素,若无胎儿窘迫征象,可给予镇静剂如哌替啶100mg或吗啡10mg肌肉注射,一般可消除异常宫缩,恢复正常的宫缩后,可采用阴道助产术或等待自然分娩。若经过上述处理,症状不能缓解,或出现胎儿窘迫征象等,应行剖宫产术结束分娩,做好抢救新生儿窒息的准备工作。

(四)健康教育

1.有急产史的孕妇宜提前2周住院待产,以防发生损伤和意外。

2.指导产妇产后42日到门诊选择合适的避孕措施。

第二节 产道因素

【概述】

产道包括骨产道(骨盆腔)和软产道(子宫下段、宫颈、阴道、外阴),是胎儿经阴道娩出的通道。产道异常可使胎儿娩出受阻,临床上以骨产道异常多见。骨产道异常是指骨盆径线过短或形态异常,使骨盆腔小于胎先露部能通过的限度,阻碍了胎先露的下降,影响产程顺利进展,又称狭窄骨盆。狭窄骨盆可以为一个径线过短或多个径线同时过短,也可以为一个平面狭窄或多个平面同时狭窄。软产道由子宫下段、宫颈、阴道及骨盆底软组织构成。软产道异常所致的难产少见,容易被忽视。应在妊娠早期常规行双合诊检查,了解软产道有无异常。

【护理评估】

(一)生理评估

1.骨产道异常及临床表现

(1)骨盆入口平面狭窄 常见于扁平骨盆,其入口平面呈横扁圆形,骶耻外径<18cm,入口前后径<10cm,对角径<11.5cm。我国妇女常见以下两种类型:单纯扁平骨盆(图8-3)和佝偻病性扁平骨盆(图8-4)。胎头衔接受阻,一般情况下初产妇在妊娠末期,即预产期前1~2周或临产前胎头已衔接。若入口平面狭窄时,即使已临产胎头仍不能入盆,前羊水囊受力不均,易致胎膜早破、脐带脱垂。或胎头入盆不均,或胎头骑跨在耻骨联合上方,胎头不能紧贴宫颈内口诱发反射性宫缩,常表现为继发性宫缩乏力,潜伏期或活跃期延长。

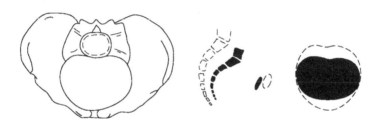

图 8-3　单纯扁平骨盆

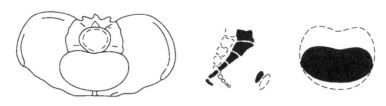

图 8-4　佝偻病性扁平骨盆

（2）中骨盆及骨盆出口平面狭窄　常见于漏斗骨盆，是指骨盆入口平面各径线正常，两侧骨盆壁向内倾斜，状似漏斗。特点是中骨盆及骨盆出口平面明显狭窄，使坐骨棘间径、坐骨结节间径缩短，耻骨弓角度<90°。坐骨结节间径与出口后矢状径之和<15cm（图 8-5）。胎头能正常衔接，潜伏期及活跃期早期进展顺利。胎头下降至中骨盆和出口平面时胎头俯屈和内旋转受阻，不

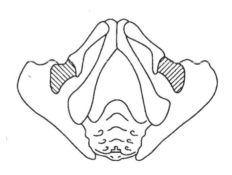

图 8-5　漏斗型骨盆

能顺利转为枕前位，形成持续的枕横位或枕后位，同时出现继发性宫缩乏力，活跃晚期及第二产程延长甚至第二产程停滞。

（3）骨盆3个平面均狭窄　骨盆外形属女性骨盆，但骨盆入口、中骨盆及骨盆出口平面的每条径线均小于正常值2cm或更多，又称均小骨盆，多见于身材矮小、体型匀称的妇女。

（4）畸形骨盆　骨盆失去正常形态称畸形骨盆。一种为骨软化症骨盆，其骨盆入口平面呈凹三角形，现已罕见。另一种为骨关节病所致的偏斜骨盆。

2.软产道异常及临床表现

(1)外阴异常

①会阴坚韧:多见于初产妇,尤其是 35 岁以上高龄初产妇更多见。由于组织坚韧缺乏弹性,会阴伸展性差,在第二产程常出现胎先露部下降受阻,胎头娩出时造成会阴严重裂伤。

②外阴水肿:多见于重度子痫、重症贫血、心脏病及慢性肾炎孕妇,在有全身水肿的同时,可有重度外阴水肿,分娩时妨碍胎先露部下降,造成组织损伤、感染和愈合不良等情况。在临产前,可局部应用 50%硫酸镁湿热敷;临产后,仍有严重水肿者,可在严格消毒下进行多点针刺皮肤放液。分娩时,可行会阴后-侧切开。产后加强局部护理,预防感染。

③外阴瘢痕:外伤、药物腐蚀或炎症后遗症瘢痕挛缩,可使外阴及阴道口狭小,影响胎先露部下降。若瘢痕范围不大,分娩时,可做会阴后-侧切开。若瘢痕过大,扩张困难者,应行剖宫产术。

(2)阴道异常

①阴道横隔:横隔较坚韧,多位于阴道上、中段。在横隔中央或稍偏一侧常有一小孔,易被误认为宫颈外口。若仔细检查,在小孔上方可触及逐渐开大的宫口边缘,而该小孔的直径并不变大。阴道横隔影响胎先露部下降,当横隔被撑薄,此时可在直视下自小孔处将隔做 X 形切开。隔被切开后,因胎先露部下降压迫,通常无明显出血,待分娩结束再切除剩余的隔,用肠线间断或连续锁边缝合残端。如横隔高且坚厚,阻碍胎先露部下降,则需行剖宫产术结束分娩。

②阴道纵隔:阴道纵隔若伴有双子宫、双宫颈,位于一侧子宫内的胎儿下降,通过该侧阴道分娩时,纵隔被推向对侧,分娩多无阻碍。当阴道纵隔发生于单宫颈时,有时纵隔位于胎先露部的前方,胎先露部继续下降,若纵隔薄可自行断裂,分娩无阻碍。若纵隔厚阻碍胎先露部下降时,须在纵隔中间切断,待分娩结束后,再剪除剩余的隔,用肠线间断或连续锁边缝合残端。

③阴道狭窄:由产伤、药物腐蚀、手术感染致使阴道瘢痕挛缩形成阴道狭窄者,若位置低、狭窄轻,可做较大的会阴后侧-切开,经阴道分娩。若位置高、狭窄重、范围广,应行剖宫产术结束分娩。

④阴道尖锐湿疣:妊娠期尖锐湿疣生长迅速,早期可治疗。体积大、范围广泛的疣可阻碍分娩,易发生裂伤、血肿及感染。为预防新生儿患喉乳头瘤行剖宫产术。

⑤阴道囊肿和肿瘤:阴道壁囊肿较大时,阻碍胎先露部下降,此时可行囊肿穿

刺抽出其内容物,待产后再选择时机进行处理。阴道内肿瘤阻碍胎先露部下降而又不能经阴道切除者,均应行剖宫产术,原有病变待产后再行处理。

（3）宫颈异常

①宫颈外口黏合:多在分娩受阻时发现。当宫颈管已消失而宫口却不扩张,仍为一很小的孔,通常用手指稍加压力分离黏合的小孔,宫口即可在短时间内开全。但有时为使宫口开大,需行宫颈切开术。

②宫颈水肿:多见于扁平骨盆、持续性枕后位或滞产,宫口未开全过早使用腹压,致使宫颈前唇长时间被压于胎头与耻骨联合之间,血液回流受阻引起水肿,影响宫颈扩张。轻者可抬高产妇臀部,减轻胎头对宫颈压力,也可于宫颈两侧各注入0.5%利多卡因 5~10ml 或地西泮 10mg 静脉推注,待宫口近开全,用手将水肿的宫颈前唇上推,使其逐渐越过胎头,可经阴道分娩。若经上述处理无明显效果,宫口不继续扩张,可行剖宫产术。

③宫颈坚韧:常见于高龄初产妇,宫颈缺乏弹性或精神过度紧张使宫颈挛缩,宫颈不易扩张。此时可静脉注射地西泮 10mg,也可于宫颈两侧各注入 0.5%利多卡因 5~10ml,若不见缓解,应行剖宫产术。

④宫颈瘢痕:宫颈锥形切除术后、宫颈裂伤修补术后感染、宫颈深部电烙术后等所致的宫颈瘢痕,虽于妊娠后软化,若宫缩很强,宫口仍不扩张,不宜久等,应行剖宫产术。

⑤子宫颈癌:宫颈硬而脆,缺乏伸展性,临产后影响宫口扩张,若经阴道分娩,有发生大出血、裂伤、感染及癌扩散等危险,不应经阴道分娩,应行剖宫产术,术后放疗。若为早期浸润癌,可先行剖宫产术,随即行广泛性子宫切除术及盆腔淋巴结清扫术。

⑥宫颈肌瘤:生长在子宫下段及宫颈部位的较大肌瘤,占据盆腔或阻塞于骨盆入口时,影响胎先露部进入骨盆入口,应行剖宫产术。若肌瘤在骨盆入口以上而胎头已入盆,肌瘤不阻塞产道则可经阴道分娩,肌瘤等产后再行处理。

3. 对母儿的影响

（1）对母体的影响　影响胎先露部衔接,容易发生胎位异常,由于胎先露部在骨盆入口平面之上,不能入盆,下降受阻,引起继发性子宫收缩乏力,导致产程延长或停滞。影响胎头内旋转及俯屈,容易发生持续性枕横位或枕后位造成难产。胎头长时间嵌顿于产道内,压迫软组织引起局部缺血、水肿、坏死、脱落,与产后形成生殖道瘘。由于易发生胎膜早破、产程延长及手术助产机会增加,感染发生率高。若出现子宫收缩乏力者可引起产后出血。严重梗阻性难产如不及时处理,可导致先兆子宫破裂,甚至子宫破裂,危及产妇生命。

(2)对胎儿及新生儿的影响　头盆不称容易发生胎膜早破、脐带脱垂,导致胎儿窘迫、胎死宫内、新生儿窒息和死亡等。产程延长,胎头下降受阻、受压、缺血、缺氧易发生颅内出血。手术助产机会增多,易发生新生儿产伤及感染,围生儿死亡率增加。

4.相关检查　可借助 B 型超声观察胎先露与骨盆的关系,测量胎头双顶径、胸径、腹径、股骨长度等情况,预测胎儿体重,判断能否顺利通过产道。

5.处理原则　首先应明确狭窄骨盆的类别和程度,了解胎位、胎儿大小、胎心率、宫缩强弱、宫口扩张程度、胎先露下降程度、破膜与否,结合年龄、产次、既往分娩史综合判断,决定分娩方式。软产道异常的根据局部组织的病变程度及其对阴道分娩的影响,选择局部用药、局部手术或行剖宫产结束分娩。

(二)心理社会评估

骨盆狭窄引起产妇及家属的焦虑、恐惧不安,要合理评估产妇及家属焦虑程度及紧张情绪,护士需要将各种处理措施及可能结果,及时与陪伴者沟通。

【常见的护理诊断/问题】

1.潜在并发症　子宫破裂、胎儿窘迫。

2.恐惧和焦虑　与知识缺乏、分娩过程的结果未知有关。

3.有感染的危险　与胎膜早破、产程延长、手术操作有关。

4.有新生儿窒息的危险　与产道异常、产程延长、脐带脱垂有关。

【护理措施】

(一)一般护理

让产妇充分休息,左侧卧位,鼓励进食,补充营养、水分。必要时按医嘱补充水、电解质、维生素 C,以保持良好体力。

(二)心理护理

为产妇及家属提供心理支持。详细解答产妇及家属提出的疑问,并解释当前的情况与进展;向产妇及家属解释产道异常对胎儿的影响,使产妇及家属消除对未知的焦虑,以得到良好的配合;向产妇及家属讲清阴道分娩的可能性及优点,提供最佳服务,以增强其自信心和安全感,缓解恐惧心理,顺利度过分娩期。

(三)缓解症状的护理

1.骨盆入口平面狭窄的护理

(1)有明显头盆不称,不能从阴道分娩者,按医嘱做好剖宫产术的术前准备与护理。

（2）有轻度头盆不称，在严密监视下可以试产：①试产过程一般不用镇静剂、镇痛药，少肛查，禁灌肠。试产2~4小时，胎头仍未入盆，并有胎儿窘迫者，则停止试产，及时行剖宫产术结束分娩；②破膜后立即听胎心，注意羊水的情况，若羊水污染或伴有胎儿窘迫征象，及时行剖宫产术结束分娩；③专人守护，保证产妇的营养饮食、休息及水分的摄入，必要时按医嘱补充水、电解质和维生素C，保证良好的体力。

2. 中骨盆平面狭窄的护理　　中骨盆平面狭窄主要影响内旋转和极度俯屈，易发生持续性枕横位、枕后位。若宫口已开全，胎头双顶径达坐骨棘水平或接近，可采用阴道助产术结束分娩，并做好抢救新生儿的准备；若胎头未达坐骨棘水平，或出现胎儿窘迫征象，应做好剖宫产术前准备。

3. 骨盆出口平面狭窄的护理　　骨盆出口平面是产道的最低部分，在临产前对胎儿大小及头盆关系做充分估计，决定分娩方式，诊断为骨盆出口平面狭窄者不应进行试产。需做好剖宫产术前准备。

4. 骨盆三个口平面均狭窄的护理　　主要是均小骨盆，若胎儿较大，有明显头盆不称，胎儿不能通过产道，应尽早行剖宫产术结束分娩。

（四）健康教育

1. 指导产妇产后采取合理的避孕措施，严格避孕。

2. 要求绝育者，可选择合适的时间行输卵管结扎术。

第三节　胎儿因素

胎儿的胎位异常和发育异常均可导致不同程度的异常分娩，造成难产。

【护理评估】

（一）生理评估

1. 胎位异常及临床表现　　胎位异常是造成难产的常见因素之一。分娩时枕前位约占90%，而胎位异常约占10%。其中胎头位置异常居多，约占6%~7%。有持续性枕横位、持续性枕后位、面先露、额先露等。胎产式异常的臀先露约占3%~4%，肩先露极少见。虽然少见，却是胎儿宫内窘迫和围生儿死亡的原因之一。

（1）持续性枕后位、枕横位　　在分娩过程中，胎头以枕后位或枕横位衔接。在下降过程中，胎头枕部因强有力的宫缩绝大多数能向前转135°或90°，转成枕前位而自然分娩。若胎头枕骨持续不能向前旋转，直至分娩后期仍然位于母体骨盆的后方或侧方，致使分娩发生困难者，称为持续性枕后位（图 8-6）或持续性枕横位（图 8-7）。多因骨盆异常、胎头俯屈不良、子宫收缩乏力、头盆不称。此外，前置胎盘、膀胱充盈、子宫下段肌瘤等亦可影响胎头内旋转，导致持续性枕后位或枕横位。临床表现为胎先露部不易紧贴子宫下段及宫颈内口，常导致协调性子宫收缩乏力及宫颈口扩张缓慢。枕后位时，因枕骨持续位于骨盆后方压迫直肠，产妇自觉肛门坠胀及排便感，致使宫口尚未开全而过早使用腹压，容易导致宫颈前唇水肿和产妇疲劳，影响产程进展。持续性枕后位常致第二产程延长。若阴道口虽已见到胎发，但经历多次宫缩屏气却不见胎头继续顺利下降时，应考虑持续性枕后位。

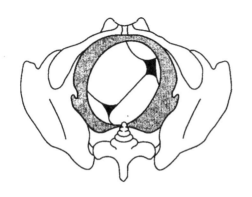
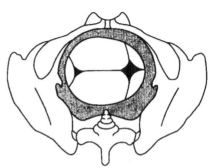

图 8-6　持续性枕后位　　　　　　　　图 8-7　持续性枕横位

　　（2）臀先露　臀先露是最常见的异常胎位，是指胎儿以臀、膝、足为先露，以骶骨为指示点，在骨盆的前方、后方和侧方构成的六种不同的胎位，即骶左前、骶左横、骶左后、骶右前、骶右横、骶右后。因胎头比胎臀大，且分娩时后出胎头娩出困难，易造成脐带脱垂、胎膜早破、胎儿窘迫、窒息、新生儿产伤等并发症较多见，同时围生儿死亡率增高，是枕先露的 3~8 倍。根据胎儿两下肢所取得姿势不同将其分为以下几种。

　　①单臀先露或腿直先露：胎儿双髋关节屈曲，双膝关节伸直，以臀部为先露。最多见。

　　②完全臀先露或混合臀先露：胎儿双髋关节及膝关节均屈曲犹如盘膝坐，以臀部和双足为先露。较多见。

　　③不完全臀先露：以一足或双足，一膝或双膝或一足一膝为先露。膝先露是暂时的，产程开始后即转为足先露。较少见。

　　临床表现为孕妇常感肋下或上腹部有圆而硬的胎头，由于胎臀不能紧贴子宫下段及宫颈,常导致子宫收缩乏力,宫颈扩张缓慢,致使产程延长,手术产机会增多。

(3)肩先露　为横产式,胎儿纵轴与母体纵轴垂直,以胎肩(手)为先露,称为横位,是对母儿最危险的胎位,但临床少见。横位足月活胎不能经阴道自娩,需要及时剖宫产术。

(4)其他　面先露、额先露、复合先露、前不均倾位等均为胎位异常,易导致分娩困难。

2.胎儿发育异常及临床表现

(1)巨大胎儿　胎儿体重达到或超过 4000g 者,称为巨大胎儿。占出生总数的6.4%。常引起头盆不称、肩难产、软产道损伤、新生儿产伤等不良后果。多见于父母身材高大、糖尿病、过期妊娠等,近年来因营养过度而致巨大儿的孕妇有逐渐增多的趋势。临床表现:有巨大胎儿分娩史或糖尿病史。妊娠晚期出现呼吸困难,腹部沉重、两肋胀痛。孕妇体重增加迅速。

(2)胎儿畸形

①脑积水:胎儿脑积水是指脑室内外有大量脑脊液(500~3000ml)蓄积于颅腔内,致颅缝明显变宽,颅腔体积增大,囟门显著增大,常常压迫正常脑组织。脑积水常伴脊柱裂、足内翻等。临床表现:腹部检查可触到宽大、骨质薄软、有弹性的胎头。临产后胎头不入盆。

②无脑儿:是先天畸形胎儿中最常见一种。女胎比男胎多 4 倍,由于胎头颅盖骨缺失,颅底部脑髓暴露,眼睛突出,常与脊柱裂并存,多伴有羊水过多易发生早产。胎儿不能存活。临床表现:腹部检查腹形大,羊水多,胎头小。阴道及肛门检查时可触及凹凸不平的颅底部。实验室检查:羊水中甲胎蛋白明显升高。孕妇尿雌三醇降低。

③其他:连体胎儿,发生率是 0.02%,常见于第二产程胎先露下降受阻,经阴道检查时被发现。B 型超声可以确诊。此外胎儿颈、胸、腹发育异常或肿瘤也可导致难产。确诊后应采取对母体最安全的方法,及时结束分娩。

3.相关检查　B 型超声检查可准确探清胎儿位置、胎儿畸形、胎儿大小,根据胎先露与骨盆关系确诊胎方位。

4.对母儿的影响

(1)对母体影响　持续性枕后位、枕横位时,常出现产程曲线异常,如活跃期延长、活跃期停滞及第二产程延长等。软产道损伤、产后出血及感染:因宫缩乏力、产程延长或手术助产所致。胎头长时间压迫软产道,可发生缺血、坏死、脱落,形成生殖道瘘。臀先露时不能紧贴子宫下段及子宫颈内口而造成胎膜早破或继发性宫缩乏力。产程延长,常需手术助产,因而产后出血、产褥感染以及软产道损伤的机会增加。臀位行阴道助产分娩时,若宫口未开全强行过度牵拉易导致宫颈撕裂,严重者可导致子宫破裂。

(2)对胎儿、新生儿的影响 由于第二产程延长和手术助产的机会增多,常引起胎儿窘迫和新生儿窒息,使围生儿死亡率增高。

臀位常导致胎膜早破,脐带脱垂、受压致胎儿窘迫或死亡。胎膜早破使早产儿及低体重儿增多;由于后出胎头牵出困难,可发生新生儿窒息、脑幕撕裂、臂丛神经损伤、胸锁乳突肌损伤及颅内出血等,使围生儿的发病率和死亡率均有升高。

5. 处理原则

(1)胎位异常 定期孕期检查,及时发现臀先露和肩先露。臀位一般在妊娠30周后予以矫正胎位,如矫正失败,提前1周入院待产,以决定分娩方式。初产妇臀位胎儿偏大时多选择剖宫产结束分娩,经产妇或初产妇胎儿小可行臀位助产分娩。横位足月活胎不能经阴道自娩,需要及时剖宫产术。持续性枕后位、枕横位时可在阴道助产中协助转成枕前位娩出。面先露、额先露者常需要剖宫产结束分娩。

(2)胎儿异常 如发现巨大儿可能,及时查明原因,如妊娠合并糖尿病,要积极控制血糖,并适时终止妊娠。如为胎儿畸形,应及时引产终止妊娠。

(二)心理社会评估

产程进展中如发现胎位异常或胎儿发育异常,产妇常担心胎儿是否安全,是否需急诊手术而焦虑不安,护士要正确评估产妇的焦虑状态,了解产妇及家属担心的原因,评价家属是否有分娩经历,对产妇分娩是否起积极作用。

【常见的护理诊断/问题】

1. 潜在并发症 软产道损伤、产后出血和感染等。

2. 焦虑 与不了解产程进展情况、惧怕难产及担心胎儿安危有关。

3. 有胎儿受损的危险 与胎位异常、脐带脱垂、手术助产等有关。

【护理措施】

(一)一般护理

1. 妊娠期 加强饮食指导,及时纠正并发症如糖尿病,防止体重增加过快,加强活动,保持腹肌张力,有助于正常胎位的维持。定期产前检查,及时发现异常。

2. 妊娠30周以前 臀先露多能自行转为头先露,妊娠30周后仍为臀先露应予矫正。常用的方法:胸膝卧位(图8-8)让孕妇排空膀胱,松解裤带,臀部抬高,胸部尽可能接触床面利用重力作用使胎先露移出盆腔发生转位,每日 2 次,每次 15 分钟,连续做 1 周后复查。

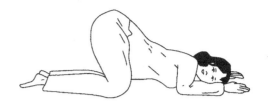

图 8-8　胸膝卧位

（二）心理护理

对于产妇及家属的疑问、焦虑和恐惧,护理人员在执行医嘱和护理过程中,应给予充分的解释,消除产妇和家属的精神紧张,并将产程进展过程与状况及时告诉产妇与家属。不能经阴道分娩者,向产妇及家属解释行剖宫产术的必要性及术前术后注意事项,使产妇理解并接受,在产程进展过程中可提供舒适感的措施,如身体放松、背部按摩等。鼓励产妇与医护人员配合,增强其自信心,安全顺利的度过分娩。

（三）缓解症状的护理

1. 保证产妇充分的营养和休息,产妇朝向胎背的对侧方向侧卧,以利于胎头枕部转向前方。若宫缩欠佳,应尽早静脉滴注缩宫素。宫口开全之前,嘱产妇不要过早使用腹压,教会产妇放松技巧,以免引起宫颈水肿而阻碍产程进展。若产程无明显进展、胎头较高或出现胎儿窘迫征象,应考虑剖宫产结束分娩。

2. 产妇应侧卧,不宜站立走动,少做肛查不灌肠,尽量避免胎膜早破。一旦破膜,应立即听胎心。若胎心变慢或变快,应行肛查,必要时行阴道检查,了解有无脐带脱垂。

3. 协助医师做好阴道助产及新生儿窒息抢救的准备,必要时为缩短第二产程可行阴道助产。新生儿出生后应仔细检查有无产伤。第三产程应仔细检查胎盘、胎膜是否完整及母体产道的损伤情况。按照医嘱及时应用缩宫素与抗生素,预防产后出血与感染。

（四）健康教育

1. 保证充分的休息,合理饮食,加强营养。

2. 嘱孕妇定期做产前检查,对于胎位异常的孕妇正确指导纠正方法,减少难产的发生。

3. 对因为胎儿畸形而失去胎儿者,指导他们积极查找原因,进行优生优育咨询;再次妊娠者做好相关的产前检查及宫内诊断。

4. 指导母乳喂养的方法以及新生儿随访的计划。

第九章 产褥期疾病妇女的护理

第一节 产褥感染妇女的护理

【概述】

产褥感染是指分娩及产褥期生殖道受病原体侵袭,引起产妇局部或全身感染,其发病率约为 6%。目前产褥感染与产后出血、妊娠合并心脏病、子痫构成了导致孕产妇死亡的四大原因。产褥病率是指分娩 24 小时以后至 10 日内,用口表每日测量体温 4 次,间隔时间 4 小时,有 2 次体温≥38℃。产褥病率的主要原因是产褥感染,其次还包括生殖道以外的感染,如急性乳腺炎、上呼吸道感染、泌尿系统感染、血栓性静脉炎等。

【护理评估】

(一)生理评估

1.病因

(1)全身因素 产妇体质虚弱、贫血、营养不良、肥胖、免疫反应低下及慢性疾病等。

(2)与分娩有关的因素 产程延长、胎膜早破、羊膜腔感染、宫内胎儿监测、分娩过程中频繁的阴道检查、产后出血、产后留置尿管等。

(3)手术因素 剖宫产、急诊手术、人工剥离胎盘、产钳或胎头吸引术助产、会阴切口、裂伤等。

(4)病原体 产褥感染可为单一的病原体感染,也可为多种病原体的混合感染,以混合感染多见。正常女性阴道寄生大量微生物,包括需氧菌、厌氧菌、真菌、衣原体和支原体,可分为致病微生物和非致病微生物,其致病性病原体包括:①外源性:以性传播疾病的病原体为主,如支原体、衣原体、淋病奈瑟菌等;②内源性:孕期及产褥期生殖道内寄生大量需氧菌、厌氧菌、假丝酵母菌及支原体等,以厌氧菌为主。许多非致病菌在特定的环境下可以致病,称为条件致病菌。常见的病原体有:

①需氧菌

需氧性链球菌:是外源性产褥感染的主要致病菌。β-溶血性链球菌的致病性最强,能使病变迅速扩散导致严重感染。其临床特点是发热早、寒战、体温>38℃、心率快,子宫复旧不良等。

葡萄球菌:金黄色葡萄球菌和表皮葡萄球菌为主要致病菌。前者多为外源性感染,容易引起伤口严重感染,后者存在于阴道菌群中,引起的感染较轻。

杆菌:以大肠杆菌菌属、克雷伯菌属、变形杆菌属多见。大肠埃希菌与其相关的革兰阴性杆菌、变形杆菌常寄生于阴道、会阴、尿道口周围,能产生内毒素,是菌血症和感染性休克最常见的病原菌。

②厌氧菌

厌氧革兰阳性球菌:消化链球菌和消化球菌存在于正常阴道内,当产道损伤、胎盘或胎膜残留、局部组织坏死缺氧时,细菌迅速繁殖,若与大肠杆菌混合感染,可发出异常恶臭的气味。

厌氧芽孢梭菌:主要是产气荚膜梭菌,产生外毒素,毒素可溶解蛋白质而产气及溶血。产气荚膜梭菌引起的感染,轻者为子宫内膜炎、腹膜炎、败血症,重者可引起溶血、黄疸、血红蛋白尿、急性肾衰竭、循环衰竭、气性坏疽而死亡。

厌氧革兰阴性杆菌:可加速血液凝固,引起感染邻近部位发生血栓性静脉炎。

③支原体:可在女性生殖道内寄生,引起生殖道感染,其感染多无明显症状,临床表现轻微。

此外,沙眼衣原体、淋病奈瑟菌等均可导致产褥感染。

(5)感染途径

①内源性感染:正常孕产妇生殖道寄生有大量病原体,但多数并不致病,当抵抗力降低和(或)细菌数量及毒力增加等感染诱因时,可由非致病菌转为致病菌而引起感染,以厌氧菌多见。研究表明,内源性感染不但可导致产褥感染,而且能在妊娠期通过胎盘、胎膜、羊水间接感染胎儿,导致流产、早产、胎膜早破、胎儿生长受限、死胎等。

②外源性感染:指外界病原菌进入产道而导致的感染。通过医务人员消毒不严格或被污染的衣物、用具、各种手术器械及产妇临产前性生活等途径侵入机体造成感染,以溶血性链球菌为主。

2.临床表现

(1)症状　产褥感染的三大主要症状是发热、疼痛与异常恶露。产褥早期发热的最常见原因是脱水,但如在2~3日低热后突然出现高热,应考虑感染的可能。由于感染的发生部位、程度、扩散范围不同,其临床表现也不同。

①外阴伤口感染：会阴裂伤或会阴后-侧切开伤口感染，表现为会阴局部疼痛、压痛、切口边缘硬结、红肿且脓性分泌物增多，甚至发生伤口裂开，坐位困难，可伴有低热，若深部脓肿可伴有高热。

②急性阴道、宫颈炎：阴道裂伤及挫伤的感染表现为黏膜充血、水肿、溃疡、分泌物增多且呈脓性，可伴有轻度发热、畏寒、脉速等。阴道炎、宫颈炎可向深部蔓延引起盆腔结缔组织炎。

③急性子宫内膜炎、子宫肌炎：病原体经胎盘剥离面侵入，扩散至子宫蜕膜层称为子宫内膜炎，侵入子宫肌层称为子宫肌炎。两者常伴发，轻型者表现为恶露量多，混浊有臭味、下腹疼痛伴低热。重型者表现为高热、头痛、寒战、心率增快、下腹疼痛，恶露增多呈脓性。

④急性盆腔结缔组织炎、急性输卵管炎：病原体沿宫旁淋巴和血行达子宫周围组织如直肠、膀胱及子宫骶骨韧带周围，引起急性炎症反应而形成炎性包块，同时波及输卵管，形成急性输卵管炎。临床表现为持续高热，下腹部疼痛伴肛门坠胀，可伴寒战、全身不适、脉速、头痛等。

⑤急性盆腔腹膜炎及弥漫性腹膜炎：炎症继续发展，扩散至子宫浆膜，形成盆腔腹膜炎，继而发展成弥漫性腹膜炎。表现为高热、恶心、呕吐、腹胀、腹痛。腹膜面分泌大量渗出液，纤维蛋白覆盖引起肠粘连，也可在直肠子宫陷凹形成局限性脓肿，若脓肿波及肛管与膀胱可导致腹泻、里急后重和排尿困难。急性期治疗不彻底可发展成慢性盆腔炎而导致不孕。

⑥血栓性静脉炎：盆腔内血栓性静脉炎常侵及子宫静脉、卵巢静脉、髂内静脉、髂总静脉及阴道静脉。病变单侧居多，产后 1~2 周多见，表现为寒战、高热，持续数周或反复发作。下肢血栓性静脉炎，病变多在股静脉、腘静脉及大隐静脉，多继发于盆腔静脉炎，表现为弛张热，下肢持续性疼痛，血液回流受阻，引起下肢水肿，皮肤发白，习称股白肿。

⑦脓毒血症及败血症：感染血栓脱落进入血循环可引起脓毒血症，继而可并发感染性休克和迁徙性脓肿(肺脓肿、左肾脓肿)。若病原体大量进入血循环并繁殖可形成败血症，表现为持续高热、寒战、全身明显中毒症状，可危及生命。

(2)体征仔细检查腹部、盆腔及会阴伤口，确定感染部位和严重程度。

①局部感染：会阴侧切或腹部伤口触痛。

②子宫内膜炎、肌炎：子宫复旧差，有轻触痛。

③子宫周围结缔组织炎、盆腔腹膜炎和弥漫性腹膜炎：下腹部一侧或两侧有明显压痛、反跳痛、肌紧张、肠鸣音减弱或消失。宫旁一侧或两侧结缔组织增厚、压痛

和(或)触及炎性包块,严重者侵及整个盆腔形成冰冻骨盆。

④血栓性静脉炎:下肢局部静脉可有压痛或触及硬索状。

3.相关检查

(1)血、尿常规、C-反应蛋白血常规　白细胞计数增高,尤其是中性粒细胞升高明显,血沉加快;尿常规可见脓细胞、白细胞;血清 C-反应蛋白>8mg/L,有助于早期诊断感染。

(2)B 型超声检查　确定炎性包块、脓肿及血栓的位置及形状。

(3)后穹窿穿刺　急性盆腔腹膜炎时,直肠子宫陷凹脓肿形成,后穹窿穿刺有脓液。

(4)分泌物或穿刺物培养和药敏试验　取宫颈、宫腔分泌物及穿刺物进行细菌培养及药敏试验,可确定病原体,为选择有效的抗菌药物提供依据。如产妇出现寒战、高热等全身中毒症状应做血培养,多次采集血样可提高阳性率。

4.处理原则　清除宫腔残留物;正确使用抗生素,控制感染;加强产妇营养、增加机体抵抗力、缓解症状。

(1)支持疗法　加强营养,增加机体抵抗力,纠正水、电解质失调。病情严重或贫血者,多次少量输新鲜血或血浆。

(2)清创引流　会阴切口或腹部伤口感染,应及时行切开引流术;疑盆腔脓肿可经腹或后穹窿切开引流。

(3)胎盘胎膜残留处理　抗感染治疗的同时,清除宫腔残留物。若急性感染伴发高热,应有效控制感染待体温下降后再彻底刮宫,避免因刮宫引起感染扩散和子宫穿孔。

(4)应用抗生素　未确定病原体时,应选用广谱高效抗生素,然后依据细菌培养和药敏试验结果调整抗生素的种类和剂量。中毒症状严重者,短期可加用肾上腺皮质激素,提高机体应激能力。

(5)肝素治疗　若发生血栓性静脉炎,应用抗生素的同时,可加用肝素钠,用药期间监测凝血功能。亦口服双香豆素、阿司匹林或活血化瘀的中药等治疗。

(6)手术治疗　子宫严重感染,经积极治疗无效,出现不能控制的出血、败血症或脓毒血症时,应及时行子宫切除术,清除感染源,抢救患者生命。

(7)多科合作　对于血栓性静脉炎及脓毒血症、败血症等严重产褥感染的治疗应强调多科合作,与感染科、血管外科等科室共同制订治疗方案。

(二)心理社会评估

产褥感染影响产妇的产后恢复及母乳喂养,尤其高热、疼痛严重者,产妇感到恐惧和焦虑,甚至失眠;随着医疗检查及医护活动的增加,产妇会感到害怕、无助,原有的虚弱、疲倦感加重;产妇对医护人员及家庭支持的依赖性增加,希望得到更多的帮助。护理人员应通过对产妇语言、行为的观察,了解产妇的情绪变化。

【常见的护理诊断/问题】

1. 体温过高　与感染的发生有关。

2. 疼痛　与生殖道局部感染发生有关。

3. 焦虑　与疾病及母子分离或护理孩子的能力受影响有关。

4. 知识缺乏　缺乏产褥感染相关的知识。

【护理措施】

(一)一般护理

保持病室的安静、整洁、空气新鲜。保持床单及衣物、用物清洁。保证产妇休息充足,多饮水,给予高蛋白、高热量、高维生素易消化饮食,以增强机体抵抗力。取半卧位,利于恶露引流或使炎症局限于盆腔。

(二)心理护理

1. 了解产妇和家属的心理状态,对于产妇及家属的疑问、焦虑与恐惧,应给予充分的解释,消除其不良的心理因素,减轻产妇因母婴分离而导致的焦虑情绪。

2. 及时向产妇提供新生儿的信息,鼓励产妇与新生儿进行交流、接触,增加产妇的自信心,使其更好地配合治疗。

3. 改善家庭关系,发挥社会支持系统的作用。

(三)缓解症状的护理

1. 用药护理

(1)未能确定病原体时,应根据临床表现及临床经验选用广谱高效抗生素,首选青霉素类或头孢类药物,同时加用甲硝唑。青霉素类和头孢类药物过敏患者,可选用大环内酯类抗菌药物,必要时选用喹诺酮或氨基糖苷类抗菌药物,用药期间需告知产妇停止哺乳。

(2)待细菌培养和药敏试验结果明确后,遵医嘱调整抗生素种类和剂量,足量、及时、规范给药时间和给药途径,保持有效血药浓度。

2. 手术前后护理　配合做好脓肿引流术、阴道后穹窿穿刺术和清宫术的术前准备、术中配合及术后护理。

3. 特殊护理

(1)生命体征的观察　密切观察产妇生命体征的变化,尤其体温,每 4 小时测量体温1次,并观察有无寒战、恶心、呕吐、全身乏力、腹胀、腹痛等症状,如发现异常,及时记录并通知医师。高热者应及时采取有效的物理降温措施,并注意保持水、电解质平衡。

（2）伤口与恶露的观察　注意观察产妇腹部或会阴部伤口是否出现红、肿、热、痛等感染征象,会阴伤口红肿,每日行会阴擦洗后用红外线照射会阴部,每日2次,每次15~20分钟。做好会阴护理,及时更换会阴垫,会阴伤口硬结及早期感染者可予以会阴湿热敷或遵医嘱使用抗炎药物。观察子宫复旧情况,了解宫底的高度、硬度及有无压痛。观察产妇恶露情况,如恶露的量、颜色、性状、持续时间发生改变,提示有感染的可能。

（3）其他　下肢血栓性静脉炎者应抬高患肢,局部热敷或中药外敷,限制活动。严重病例有感染性休克或肾衰竭者应积极配合抢救。

（四）健康教育

1. 预防产褥感染　加强孕期保健和卫生宣传,加强营养,增强体质,告知孕妇临产前2个月应避免性生活及盆浴;及时治疗外阴炎、阴道炎及宫颈炎等慢性疾病和并发症;避免胎膜早破、胎盘滞留、软产道损伤与产后出血;定期消毒待产室、产房及各种器械,接产严格无菌操作;正确掌握手术指征,减少不必要的阴道检查及手术操作,保持外阴清洁;必要时给予广谱抗生素预防感染。

2. 出院指导　指导产妇进食高热量、高蛋白、高维生素饮食,保证足够的液体摄入,增强机体抵抗力,纠正水、电解质失衡;建立良好的个人卫生习惯,保持会阴清洁干燥,及时更换会阴垫,使用自己的便盆及会阴清洁用具;采取半卧位,促进恶露引流,炎症局限,防止感染扩散,鼓励产妇早期下床活动;正确的母乳喂养,定时挤奶维持泌乳;教会产妇识别产褥感染复发征象,如恶露异常、腹痛、发热等,如有异常情况及时就诊;鼓励家属及亲友为产妇提供良好的社会支持。

第二节　泌尿系统感染妇女的护理

产后大约2%~4%的产妇会发生泌尿系统感染,根据感染发生的部位可分为上尿路感染和下尿路感染,前者主要指肾盂肾炎,后者主要指膀胱炎。肾盂肾炎常并发膀胱炎,膀胱炎可独立存在。

【护理评估】

(一)生理评估

1. 病因

(1)诱发因素

①女性尿道短(约4cm)、直而宽,尿道口接近肛门,且产后机体抵抗力低,容易造成泌尿系统上行感染。

②分娩过程中,膀胱受压引起黏膜充血、水肿、挫伤,严重者导致膀胱肌失去收缩力,不能将膀胱内的尿液完全排出,引起尿潴留,容易发生膀胱炎。

③分娩过程中安插尿管、过多的阴道检查或执行无菌操作不严格,可使细菌入侵引起感染。

④产后尿道和膀胱张力降低,对膀胱内压的敏感性降低,或因会阴部伤口疼痛、不习惯床上排尿,造成尿潴留而引起感染。

(2)感染途径　主要为上行感染,即病原菌经尿道外口进入膀胱,随后再沿输尿管上行至肾盂、肾盏。

(3)病原体　革兰阴性杆菌为泌尿系统感染最常见的致病菌,其中以大肠杆菌多见。

2. 临床表现

(1)症状

①膀胱炎:多发生在产后2~3天。主要表现为尿频、尿急、尿痛、下腹部胀痛不适等。部分产妇迅速出现排尿困难,尿液浑浊可有异味。部分产妇出现血尿,通常无全身症状,可有轻度发热,体温可达37.8~38.3℃。

②肾盂肾炎:多发生在产后2~3天,也可发生在产后3周。多由下尿路感染上行所致,较常发生在右侧,也可两侧均受累。表现为高热、寒战、恶心、呕吐、周身酸痛、体温可达40℃,同时伴有尿频、尿急、尿痛、排尿未尽感、下腹部疼痛等。查体:单侧或双侧肋脊角或输尿管点压痛,单侧或双侧肾区叩击痛。

(2)体征

①膀胱炎:膀胱部位有压痛。

②肾盂肾炎:查体单侧或双侧肋脊角或输尿管点压痛,单侧或双侧肾区叩击痛。

3. 相关检查

(1)尿常规:可见脓细胞、白细胞、红细胞;可有蛋白尿、管型尿;中段尿培养细菌数≥10^5/ml。

（2）肾功能：做血尿素氮及肌酐检查，以确定肾功能有无受损。如肾功能受损可出现肾小球滤过率下降、血肌酐升高等。

4.处理原则　卧床休息，多饮水，勤排尿，及时有效抗感染，缓解症状。

（1）保证液体摄入量，保持尿液通畅，每天尿量 2000ml 以上，必要时行膀胱冲洗。

（2）及时有效抗感染，缓解症状，注意选择对母乳喂养无影响的抗菌药。

（二）心理社会评估

由于排尿异常带来明显不适感，产妇往往出现烦躁忧郁、焦虑不安、羞涩胆怯、睡眠不佳等问题。通过观察产妇的言谈举止，评估产妇的精神心理状态。通过与家属交流，评估家庭支持系统的作用。

【常见的护理诊断/问题】

1.排尿障碍　与泌尿系统感染有关。

2.疼痛　与膀胱炎、肾盂肾炎有关。

3.焦虑　与排尿异常、周身不适有关。

4.知识缺乏　缺乏预防泌尿系统感染的相关知识。

【护理措施】

（一）一般护理

了解产后第 1 次自解小便的时间、尿量、膀胱功能恢复情况。评估产妇产后子宫底的高度、恶露量及有无存在尿潴留。保持会阴部清洁。采取各种方法使产妇自行排尿，提供排尿所需要的环境，协助产妇如厕。必要时用温水冲洗会阴、加压于耻骨联合上方、听流水声或针灸疗法等促进产妇自解小便。给予易消化、高热量、富含维生素饮食。

（二）心理护理

1.护理人员应态度和蔼，针对产妇所存在的问题给予解释和安慰，以缓解其窘迫和焦虑的情绪，使产妇对母亲角色充满期待，增强战胜疾病的信心。

2.对产妇的积极行为表现给以正面的鼓励和关心，帮助产妇培养健康有益的行为。

（三）缓解症状的护理

1.用药护理　遵医嘱正确使用抗菌药物，经合理治疗，3 日左右体温即可降至正常，排尿不适症状减轻，症状减轻后仍需持续用药，直至感染症状完全消除，复查尿常规，必要时行尿培养直至确定无菌为止。必要时遵医嘱使用抗痉挛药和止痛药,缓解不适症状。膀胱刺激症状明显者,可遵医嘱给予碳酸氢钠片口服,以碱化尿液、缓解症状。

2.特殊护理

(1)缓解排尿障碍　急性期产妇应卧床休息,摄取营养丰富、易消化、少刺激的食物,多饮水,每日需饮水 3000~4000ml,达到膀胱自身冲洗的目的。注意观察排尿的时间、尿色、尿量及性状。

(2)缓解疼痛　护理操作时应动作轻柔,疼痛时可嘱产妇深呼吸,也可通过与其交谈,播放舒缓的音乐等转移注意力而缓解疼痛。

(四)健康教育

1.保持会阴部的清洁,每次便后冲洗会阴部,以防逆行感染。

2.保证充足的液体摄入,养成定时排尿的习惯。督促产妇每 4 小时排尿 1 次,以免细菌在膀胱里繁殖,避免膀胱过度膨胀,有利于恢复正常的排尿功能。

第三节　产褥期抑郁症妇女的护理

【概述】

产褥期抑郁症指产妇在产褥期间出现抑郁症状,是产褥期精神综合征最常见的一种类型。主要表现为持续和严重的情绪低落及一系列症候,如抑郁、悲伤、沮丧、哭泣、易激惹、烦躁、甚至有自杀倾向或杀婴倾向等。常于产后 2 周内发病,产后 2~4 周逐渐加重,预后良好,仅极少数患者持续 1 年以上,其发病率国外报道约30%。产褥期抑郁症是生理-心理-社会的疾病模式,对产妇身心恢复及新生儿健康成长均有不良影响,近年来发病率有上升趋势。

【护理评估】

(一)生理评估

1.病因　目前关于产褥期抑郁症的病因尚不明确,现代医学综合模式认为与下列因素有关:

(1)生理因素　临产前胎盘类固醇的释放达到最高值的时间与产前的情绪高涨时期正相吻合,而分娩后胎盘类固醇分泌突然减少,绒毛膜促性腺激素(hCG)、胎盘生乳素(HPL)、孕激素、雌激素含量急剧下降,以及雌、孕激素不平衡在产后心理障碍的发生上均起着一定的作用。

(2)分娩因素　产时并发症、产后并发症、难产、滞产、手术产等均使产妇感到紧张与恐惧,担心胎儿和自身的生命安全,是产褥期抑郁症不可忽视的诱因。

(3)心理因素　产妇分娩后,新生儿的出生使家庭的重心从产妇转移到新生儿,使产妇产生爱的被剥夺感;初产妇初为人母的强烈依赖感和护理新生儿能力和经验的缺乏,常导致其因无法应对角色期望带来的社会压力而对母亲角色出现认同缺陷,导致情绪紊乱;具有焦虑、敏感、情绪不稳定、强迫个性、社交能力不良以及过度自我控制、性格内向、保守固执性格特点的产妇是产褥期抑郁症的好发人群。

(4)社会因素　孕产期不良生活事件可导致产妇发生产褥期抑郁症,如夫妻关系紧张、婚姻破裂、孕产期丧失亲人、缺少家庭与社会支持、产妇家庭经济困难、文化水平低、围生期保健缺乏、分娩过程中医护人员的态度不良及丈夫对男孩的期望过高等。

(5)遗传因素　家族有精神病史,特别是有抑郁症病史的产妇,其发生产后抑郁的危险可达 20%～30%。

2.临床表现

(1)产妇的主要表现　①情绪改变:心情压抑、沮丧、情绪淡漠,甚至焦虑、恐惧、易怒,夜间加重,亦可表现为孤独、不愿见人或伤心、流泪,对周围事物不感兴趣,对家人的问候失去反应。②自我评价降低:自暴自弃、自责、自罪,对身边的人充满敌意、戒心,与家人、丈夫关系不协调。③创造性思维受损:对即将承担母亲角色的不适应,感到作为母亲无能为力,不能感受护理新生儿的幸福感,主动性降低。④对生活缺乏信心:觉得生活没有意义,还可伴有躯体症状,如疲乏、虚弱、易疲倦、注意力不集中、头昏、头痛、厌食、恶心、胃部烧灼感、便秘、呼吸心率加快、泌乳减少、性欲减退、睡眠障碍等。病情严重者甚至绝望,出现自杀或杀婴倾向,有时陷于错乱或昏睡状态。

(2)家庭的表现　家庭成员之间的关系不和谐。产后产妇对丈夫的关心减少且情绪常常失控,表现为气愤、挫折感增加等,一些性格脆弱、敏感的男人,适应不了角色的转化且无法承受生活和工作上的双重压力也可能患上抑郁症,表现为陪伴孩子的时间和次数明显减少、下班晚回家、气色不好、食欲下降等。

(3)新生儿的表现　产后抑郁的母亲对新生儿(特别是男性新生儿)的情感、营养状况、智力发育和行为发展会产生不利影响。抑郁母亲的新生儿可能有易激动、不满、积极的面部表情少等表现,长时间可影响新生儿行为、认知发育及机体抵抗力,导致新生儿患精神疾病的风险是正常母亲新生儿的 4 倍。

3.相关检查　目前国内外尚无专用的辅助诊断产褥期抑郁症的心理量表,但是在产科工作中常用的量表有以下几种。

(1)爱丁堡产后抑郁量表(Edingburgh postnatal depression scale,EPDS)国际上广泛使用,是 Cox 等人于 1987 年编制的用于产后抑郁初步筛查的理想自评量表,然而除了在产后人群抑郁筛查中广泛应用,EPDS 在其他人群抑郁筛查中应用的可靠性也逐步得到了证实,如孕妇、初为人父者、临终患者等人群。但应用于不同地区、不同人群时筛查抑郁的临界值各不相同。EPDS 筛查我国内地孕晚期妇女产前抑郁的临界值为 9.5。

(2)抑郁自评量表(Self-rating depression scale,SDS)是含有 20 个项目,分为 4 级评分的自评量表,特点是使用简便,能较直观地反映抑郁患者的主观感受。主要适用于具有抑郁症状的成年人,包括门诊及住院患者,有助于产后抑郁的诊断。只是对严重迟缓症状的抑郁,评定有困难。同时,SDS 对于文化程度较低或智力水平稍差的人使用效果不佳。

(3)汉密尔顿抑郁量表(Hamilton rating scale for depression,HRSD)、90 项症状自评量表(Symptom checklist-90,SCL-90)等心理量表,有助于产后抑郁的诊断。

4.处理原则 进行心理治疗或抗抑郁药物治疗的综合治疗方法。

(1)心理治疗为重要的治疗手段。包括心理支持,心理咨询与社会干预等。通过心理咨询,解除致病的心理因素(如婚姻关系紧张、性别期待失望、社会支持系统不良等)。为产妇提供更多的情感支持和社会支持,指导产妇对情绪和生活进行自我调节。

(2)药物治疗适用于中重度抑郁症及心理治疗无效患者。

①5-羟色胺再吸收抑制剂:首选药物,为不进入乳汁的抗抑郁药。

②三环类抗抑郁药:阿米替林,应在专科医师指导下用药为宜,可根据以往疗效及个性化选择药物。

(二)心理社会评估

产褥期妇女情感处于脆弱阶段,特别是产后 1 周内情绪变化最为明显,心理处于严重不稳定状态。产妇情绪低落,心绪欠佳,不愿与人交流,护理孩子时可表现明显不悦,夫妻关系或产妇与家庭中其他成员的关系紧张,周围亲人对产妇态度冷淡。

【常见的护理诊断/问题】

1.个人应对无效 与产后抑郁有关。

2.母婴情感联结障碍 与抑郁导致的缺乏能力和信心有关。

3.家庭作用改变 与抑郁所致的家庭功能改变有关。

【护理措施】

(一)一般护理

房间应安静、清洁、温暖、阳光充足、空气新鲜,产妇的体力和精力消耗巨大,过度的困乏直接影响产妇的情绪,产后需要有充分的睡眠和休息。应加强护理工作的效率,治疗、护理时间要相对集中,减少不必要的打扰,落实好陪伴制度。

(二)心理护理

1.心理咨询是心理护理的重要措施。产褥期抑郁往往是产妇对事情的认证曲解所致的心绪不好,故应首先解除致病的心理因素,如婚姻关系紧张、想生男孩却生女孩、既往有精神障碍史等,使产妇的情感得不到疏泄、释放。同时,应重视开展人际心理治疗的护理工作。

2.在了解产妇心理状态及个性特征的基础上,对产褥期产妇所面临的身体心像的改变予以解释、疏导和鼓励,提出指导性的建议或劝告,使其增强生活自信心,改变价值观念,做好自我调整和适应。避免敏感话题,如婴儿的性别、产妇体形的恢复、孩子出生后经济负担的加重等。

3.在家庭成员及社会各方面的支持与协作下,调节夫妻之间或产妇与其他家庭成员间的矛盾冲突。鼓励产妇学会寻求丈夫、家人和朋友的帮助,遇到不顺心的事情应主动倾诉,对他人宽容理解,保持乐观的心态。

(三)缓解症状的护理

1.用药护理

(1)病情严重者,应根据疾病的严重程度及是否进行母乳喂养,选用对母婴安全的最低有效剂量的药物治疗,并与心理治疗相结合,一般可获良好效果。

(2)遵医嘱给予抗抑郁药物,如帕罗西汀、氟西汀、阿米替林等。在用药的过程中,应注意观察药物的效果和有无不良反应的发生。

2.特殊护理

(1)护理人员应主动与产妇交流,教会护理孩子的一般知识和技能,消除产妇自认为无能的心态。

(2)及时进行母乳喂养和新生儿抚触的指导,通过哺乳和对新生儿抚触增进母子间的情感交流。

(3)鼓励家庭成员在生活上关心、体贴产妇,倾听其诉说,使产妇感受到自己在家庭中的地位和重要性,树立信心,消除苦闷心理。

(4)对于重症患者,应高度警惕产妇的伤害性行为,避免危险因素,注意采取安全保护措施,并及时请心理医师或精神科医师给予治疗。

(四)健康教育

产后心理障碍不仅影响产妇的精神和身体健康,重者甚至导致夫妻分离、家庭破裂和社会的不安定,更重要的是还可能影响婴儿的发育,因此这不是产妇一个人的问题,而是以家庭为单位的整体问题。产褥期抑郁症虽预后良好,但再次妊娠者,复发率为20%,而且子代的认知能力会受到一定影响。因此必须重视对本病的认识,从生理、心理、社会等方面积极预防,减少产后心理障碍的发生。

1.加强婚前保健 婚前通过各种健康教育形式,使欲婚青年了解性生理、性心理、性卫生;知道如何正确地选择避孕方法和计划受孕;学习有关孕期保健、新生儿保健和影响男女婚育的常见疾病及遗传病等医学知识。

2.加强孕期保健 重视孕妇心理卫生的咨询与指导,对既往有产褥期抑郁症或家族中有产后心理障碍史、筛查发现有精神症状的高危孕妇进行监测和必要的干预。鼓励孕妇及其丈夫一起参加孕妇学习班,学习妊娠和分娩的相关知识,了解分娩过程、分娩时的放松技巧及如何与助产人员配合,减轻孕妇对妊娠、分娩的紧张情绪,完善自我保健。

3.提倡新型分娩模式 积极开展"导乐"或"陪伴"分娩的新型模式,让有分娩经历的人员或者丈夫、其他亲人陪伴在产妇身边,共同参与分娩过程,给予产妇心理支持。在分娩过程中,护理人员应运用医学心理学、社会学知识对产妇多加关心和爱护,尤其对产程长、精神压力大的产妇,更需要耐心解释分娩的过程,给予心理支持。同时,应提高产科质量,开展分娩镇痛,减少产时、产后并发症的发生。

4.重视产褥期保健 倾听产妇诉说心理问题,做好产妇心理疏通工作。对分娩时间长、难产、有不良妊娠结局或个性不良的产妇,应重点做好心理护理,耐心解释分娩时间延长的原因,用友善、亲切、温和的语言给予关心,增加产妇自信心;对以往有精神抑郁史、情绪低落的产妇要给予足够的重视,定期密切观察,避免一切不良刺激,给予更多的关爱、指导;实行母婴同室、大力提倡母乳喂养,促进和帮助产妇适应母亲角色,指导产妇与婴儿进行交流、接触,为婴儿提供照顾,早期培养母婴情感交流;指导产妇学会与婴儿同步休息,养成良好的睡眠习惯。

5.发挥社会支持作用 社会支持是影响妊娠妇女抑郁发生频率的主要因素,良好的社会支持可以对应激状态下的个体提供保护。护理人员应向家属讲解产褥期抑郁症发生的原因,指导产妇的丈夫及其他家属在新生儿娩出后,仍给予产妇足够的重视,满足产妇在身体和心理方面的需要,避免产妇因家庭重心转移而感到孤独和失落。

参考文献

[1] 单伟颖. 妇产科护理学[M]. 北京：人民卫生出版社, 2012.

[2] 谢幸, 苟文丽. 妇产科学[M]. 8 版. 北京：人民卫生出版社, 2013.

[3] 郑修霞. 妇产科护理学[M]. 5 版. 北京：人民卫生出版社, 2012.

[4] 王玉琼. 妇产科护理学[M]. 2 版. 北京：人民卫生出版社, 2012.

[5] 姜安丽. 新编护理学基础[M]. 2 版. 北京：人民卫生出版社, 2014.

[6] 王卫平. 儿科学[M]. 8 版. 北京：人民卫生出版社, 2013.

[7] 张新宇, 张秀平. 妇产科护理学[M]. 3 版. 北京：人民卫生出版社, 2013.

[8] 安力彬, 张新宇. 妇产科护理学[M]. 2 版. 北京：人民卫生出版社, 2014.

[9] 朱壮彦. 妇产科护理学[M]. 2 版. 北京：科学出版社, 2012.

[10] 丰有吉, 沈铿. 妇产科学[M]. 2 版. 北京：人民卫生出版社, 2010.

[11] 全国护士职业资格考试用书编写专家委员会. 2011 全国护士职业资格考试
指导[M]. 北京：人民卫生出版社, 2011.

[12] 王玉琼. 母婴护理[M]. 北京：人民卫生出版社, 2005.

[13] 魏碧蓉. 高级助产学[M]. 2 版. 北京：人民卫生出版社, 2009.

[14] 王席伟. 助产学[M]. 北京：人民卫生出版社, 2011.